人体运动功能评定及恢复改善训练丛书

基于代偿运动分析的
关节活动度
测量指南

[日]斋藤庆一郎　著

谢海运　译　赵鹏　审校

U0258606

人民邮电出版社

北京

图书在版编目（CIP）数据

基于代偿运动分析的关节活动度测量指南 ／（日）斎藤庆一郎著；谢海运译. -- 北京：人民邮电出版社，2022.8
（人体运动功能评定及恢复改善训练丛书）
ISBN 978-7-115-57844-0

Ⅰ．①基… Ⅱ．①斎… ②谢… Ⅲ．①关节—运动功能—评估 Ⅳ．①R684

中国版本图书馆CIP数据核字（2022）第041155号

版权声明

免责声明

内 容 提 要

关节活动度指关节运动时所通过的运动弧或转动角度，是评定肢体运动功能的基本指标之一。本书首先对与关节活动度测量相关的人体运动基础知识进行了介绍，然后对上肢、下肢、颈部和躯干的主要关节的不同运动功能的特征、限制因素，以及应注意的代偿运动进行了讲解，最后采用真人示范、分步骤图解的形式，对不同关节运动的范围的测量方法进行了展示。不论是体育相关专业师生，还是体能教练、运动康复师等专业从业人员，都可从本书中受益。

◆ 著　　　　[日] 斎藤庆一郎
　　译　　　　谢海运
　　责任编辑　刘　蕊
　　责任印制　周昇亮

◆ 人民邮电出版社出版发行　　北京市丰台区成寿寺路 11 号
　　邮编　100164　　电子邮件　315@ptpress.com.cn
　　网址　https://www.ptpress.com.cn
　　天津市豪迈印务有限公司印刷

◆ 开本：700×1000　1/16
　　印张：17　　　　　　　　　2022 年 8 月第 1 版
　　字数：390 千字　　　　　　2022 年 8 月天津第 1 次印刷
　　著作权合同登记号　图字：01-2020-0867 号

定价：149.80 元
读者服务热线：（010）81055296　印装质量热线：（010）81055316
反盗版热线：（010）81055315
广告经营许可证：京东市监广登字 20170147 号

绪论

关节活动度（ROM）测量是为了明确人体运动而实施的最基本且最重要的评估项目，尤其对于明确运动系统是否存在问题来说是不可或缺的。为了制定精确性更高的治疗和辅助计划，获得正确的测量结果是至关重要的，但是这对于学生及经验尚浅的治疗师来说有些困难。特别是在测量时观察出现的代偿运动情况，这需要拥有娴熟的技巧。

本书的内容结构设置使得学生和初学者能够通过可视化测量过程中的代偿运动，以及学习准确的测量方法提升自身水平。学生学习时通过实操来掌握基本的测量方法，同时明确代偿运动的发生，参考示例考察自身对代偿运动的评估方法的掌握情况，从而制定更加适合临床实践的方法。

在治疗者实施评估的过程中，从测量结果来正确判断引起患者功能障碍的原因也很重要。然而，即使是充分掌握解剖学知识的人，也很难将关节运动受限与导致问题的皮下组织相对应。不仅是运动系统损伤，在中枢神经系统疾病中也不可避免地存在引起关节挛缩的原因，换言之，对于不少治疗者，在不能确定使关节运动受限的因素时，无法实施靶向治疗。本书对关节运动的限制因素进行了一目了然的整理，以更加确切地解释评估结果及确立治疗计划。

在有限的指导时间（上课、演练）内很难充分演练代偿运动时，学生参考本书的图片在课外时间也能够自学。而且本书的一大特点是，将测量方法按照"基础演练→应用演练→临床应用演练"的顺序，分阶段讲解，目的是希望学生在循序渐进理解的同时提高评估技能。学生可通过图解进行学习，思考"代偿运动的出现"和"评估的必要性"，得到精确性更高的评估结果。

本书尽可能合理地添加了图片，旨在帮助学生有效学习。希望本书不仅能帮助学生，也能够帮助有意向提升关节活动度测量技巧的人。

文京学院大学保健医疗科学研究科、保健医疗技术学院

斋藤庆一郎

2016年2月

目录

第1章 总论

第2章 针对上肢关节的ROM测量法

第3章　针对下肢关节的ROM测量法

第4章　针对颈部与躯干的 ROM 测量法

附录

第 **1** 章

第 **1** 章

总论

ROM 测量的基础

ROM 测量的意义

人体运动是由关节运动构成的。关节的运动范围叫作关节活动度（range of motion，ROM）。为了准确把握人体动作，需要正确测量各种关节的运动范围，即ROM。

健康人做动作时，会根据情况调整关节运动状态，选择使身体负担最小的、最适合的运动。但是，如果关节功能出现损伤，就会增加运动对身体造成的负担。人的关节会由于各种各样的情况而受到损伤，在存在关节功能损伤的情况下，会使日常生活活动不便，所以对于患者来说，需要提前进行相应治疗和损伤管理。因此正确测量ROM，是治疗师所要掌握的重要临床技巧。

ROM 测量的目的

ROM测量可以说是为了明确人体运动而实施的评估项目中最重要的项目，特别是对于明确运动器官存在的问题来说是不可或缺的。表1所示为ROM测量的目的。观察"哪个关节"在"多大程度"上偏离了健康值范围，探索其原因并考察被测量者生活动作所受的影响是至关重要的。

表1 ROM测量的目的

①明确关节运动受限的部位和程度
②明确关节运动受限的原因
③作为确立治疗计划的基础信息
④作为判定治疗效果的基础信息

ROM 测量的基础知识

运动平面与运动轴

　　人体关节运动受基本运动平面和基本运动轴的限制。应在理解的基础上进行测量与分析，如果没有按照规定进行测量，结果在精确性上会出现明显欠缺。

　　关节运动的"基本运动平面"（cardinal plane）是由身体上相互交错的3个"面"，即矢状面、额状面、水平面（表2，图1~图3）决定的。

　　关节运动的"基本运动轴"（cardinal axis）是由身体上相互交错的3个"轴"，即额状-水平轴、矢状-水平轴、垂直轴决定的。大多数身体运动可以通过以关节为运动轴的旋转运动来表现。

　　ROM测量原则上必须测量在"单一运动平面"中通过"单一运动轴"表现的关节运动。

表2　运动平面与运动轴

运动平面
矢状面：将身体分为左右两半的垂直平面
额状面：将身体分为前后两半的垂直平面
水平面：将身体分为上下两半的水平面
运动轴*
额状-水平轴：左右方向上的轴，以此为基本运动轴规定的运动平面为"矢状面"
矢状-水平轴：前后方向上的轴，以此为基本运动轴规定的运动平面为"额状面"
垂直轴：垂直方向上的轴，以此为基本运动轴规定的运动平面为"水平面"

*通常规定运动轴与运动平面呈垂直状态。

图1　矢状面与额状-水平轴　　图2　额状面与矢状-水平轴　　图3　水平面与垂直轴

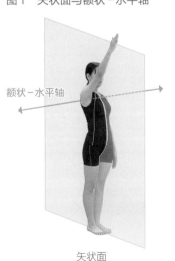

额状-水平轴

矢状面

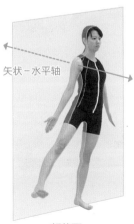

矢状-水平轴

额状面

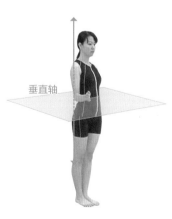

垂直轴

水平面

测量肢体位置

测量肢体位置，原则上是指解剖学中的站立位、基本站立位、端坐位、仰卧位（背卧位）以及俯卧位（图4～图8）。测量时，应支撑、稳定作为基本轴的近位部，准确还原作为移动轴的远位部的运动。应明确不稳定因素，为了实现稳定，还需要时刻注意正确地实施测量。为了可以更加稳定地实施测量，在观察肢体运动时，本书推荐采取卧位和椅（子）坐位（图9）的姿势进行测量。

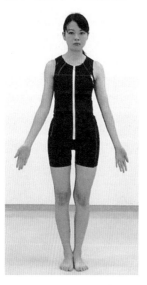
图4　解剖学中的站立位

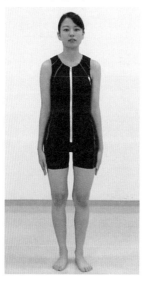
图5　基本站立位

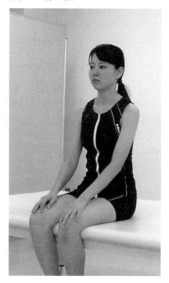
图6　端坐位

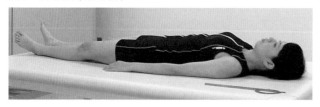
图7　仰卧位（背卧位）

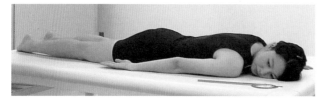
图8　俯卧位

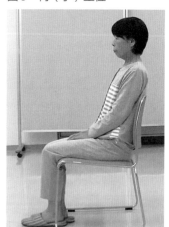
图9　椅（子）坐位

关节运动的表现（名称）

人体关节运动的方向决定了与之相对应的关节运动的名称。各关节运动的名称是通用的，如"屈曲与伸展""内收与外展""内旋与外旋""水平屈曲与水平伸展""旋前与旋后""背屈与掌屈""桡偏与尺偏""对掌""跖屈与背屈""回旋"等（图10）。将测量的关节运动准确地语言化是很重要的。

图10 关节运动

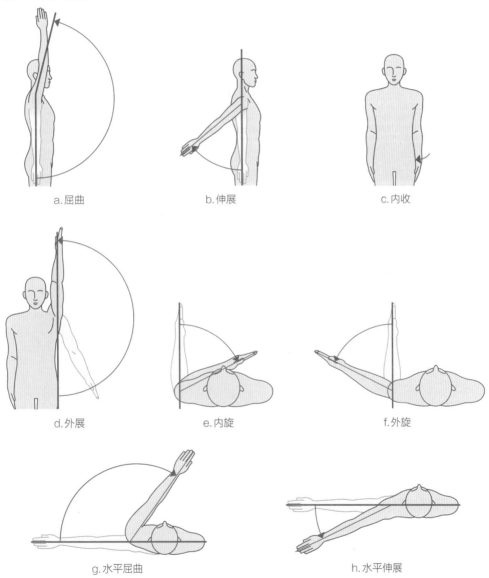

a. 屈曲　　　　　　　　　b. 伸展　　　　　　　　　c. 内收

d. 外展　　　　　　　　　e. 内旋　　　　　　　　　f. 外旋

g. 水平屈曲　　　　　　　　　h. 水平伸展

图10 关节运动（续）

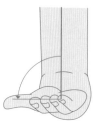
i.旋前

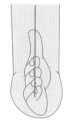
j.中立位

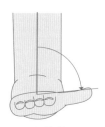
k.旋后

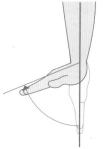
l.背屈

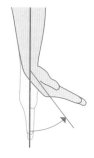
m.掌屈

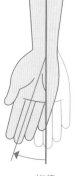
n.桡偏

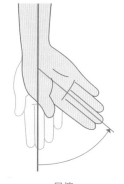
o.尺偏

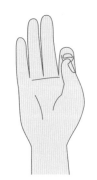
p.对掌

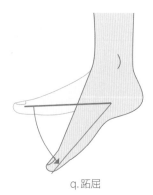
q.跖屈

r.背屈

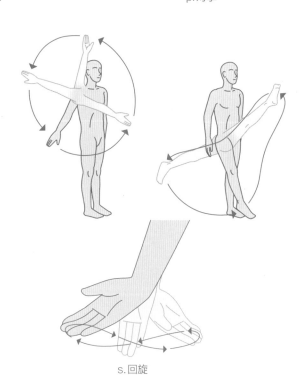
s.回旋

关节的形状与运动自由度

　　关节运动，也可以理解为由骨骼关节面的形状所决定的动作，而关节面有各种各样的形状（图11）。关节的形状可以如表3所示进行分类。关节的形态特点决定其运动的自由度。运动自由度分为1~3度：1度是指仅在1个方向上往复运动（如仅进行屈曲和伸展），2度是指可以在2个方向上进行往复运动（如在屈曲和伸展的基础上，内收和外展），3度是指可以在3个及以上方向上运动。运动自由度与关节形状以及代表性关节如表4所示。

图11　人体关节与关节形状

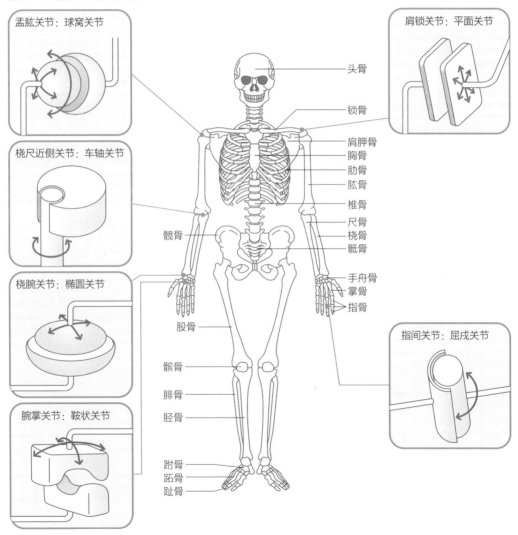

孟肱关节：球窝关节

肩锁关节：平面关节

桡尺近侧关节：车轴关节

桡腕关节：椭圆关节

腕掌关节：鞍状关节

指间关节：屈戌关节

头骨

锁骨

肩胛骨
胸骨
肋骨
肱骨

椎骨

尺骨
桡骨
骶骨

手舟骨
掌骨
指骨

髋骨

股骨

髌骨

腓骨

胫骨

跗骨
跖骨
趾骨

7

表3　关节形状的分类

屈戌关节（hinge joint）	像铰链一样，通过一个运动轴进行关节运动。在已限定的基本运动平面上，有较大活动度
蜗状关节（cochlear joint）	屈戌关节的变形关节。运动轴不垂直于关节面长轴，可以呈现蜗状的运动形态
车轴关节（pivot joint）	以一侧骨头作为轴，表现旋转运动的关节
椭圆关节（ellipsoid joint）	在椭圆形的关节面上，通过关节面长轴和短轴可以实现两个方向上的关节运动。不表现为旋转运动
髁状关节（condyloid joint）	椭圆关节的一种。通过髁状关节的关节面长轴和短轴可以实现两个方向上的运动。不表现为旋转运动
鞍状关节（saddle joint）	马鞍形状的关节。不表现为旋转运动
球窝关节（ball and socket joint）	球形关节头嵌入凹面状关节窝的关节。运动自由度高，可以进行所有运动平面上的关节运动和旋转运动
臼状关节（cotyloid joint）	球窝关节的变形关节。运动自由度高，可以进行所有运动平面上的关节运动和旋转运动
平面关节（plane joint）	关节面为平面，运动自由度高，别名为滑动关节（gliding joint）。通过韧带等加固连结，活动度非常小
微动关节（amphiarthrosis）	平面关节的一种。关节面不是平面，关节面的适应性比较高

表4　关节的运动自由度与相应关节

运动自由度	关节的形状	相应关节名称
1度 （单轴关节）	屈戌关节	指间关节
	蜗状关节	肱尺关节、距小腿关节 膝关节（股骨 - 胫骨）
	车轴关节	寰枢关节（中心线）、桡尺近侧关节 （桡尺远侧关节为枢轴型车轴关节）
2度 （双轴关节）	椭圆关节	桡腕关节、颌关节
	髁状关节	掌指关节 寰枕关节、距下关节
	鞍状关节	腕掌关节 胸锁关节（存在关节盘，因而具备球窝关节功能）
3度 （多轴关节）	球窝关节	盂肱关节、肱桡关节
	臼状关节	髋关节
	平面关节	椎间关节、肩锁关节、跗骨间关节、寰枢关节（外侧）
	微动关节	骶髂关节、舟月关节 肋椎关节、胸肋关节、肋软骨间关节

关节运动的决定因素

关节运动的决定因素有关节的形状、关节的支撑性与稳定性、骨骼筋膜的走向。换言之，关节的形状决定运动的方向，关节周围的组织支撑关节运动，骨骼筋膜提供动力，由此来表现关节运动。在研究关节运动时，要注意其不仅是单纯的骨骼运动，而且是骨骼与关节周围的支撑组织共同对主动肌和拮抗肌施加作用。

关节运动的限制因素

基本的关节构造并非近端骨骺与远端骨骺单独接合，而是由韧带与关节囊等周围的软组织（图12）提供支撑，使其更加稳定。稳定的关节运动中存在起重要作用的组织，但如果由于各种情况出现了功能障碍，这些组织就会变成关节运动的限制因素。因此在测量与结果分析中，必须明确限制因素，从而安排更加有效的治疗。

关节运动的限制因素有：包含关节面变形等形态变化和矫正变化的关节骨骼性因素，因韧带、关节囊的病变和拮抗肌萎缩、紧张而受到限制的关节周围软组织性因素。而且，因为疼痛和心理紧张会引起关节活动度的变化，所以原疾病和测量环境的准备等也是测量的重要项目（表5）。

图12　关节周围的软组织结构

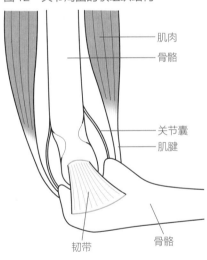

肌肉
骨骼
关节囊
肌腱
韧带　　骨骼

表5　关节运动的限制因素

关节骨骼性因素
• 关节内骨折和类风湿性关节炎等病变导致的形态变化
• 邻接骨的骨折伴随关节对位的变化等

关节周围软组织性因素
• 韧带和关节囊的病变
• 拮抗肌萎缩和肌肉紧张引起的肌肉性限制
• 关节周围软组织增生时静止性疼痛以及运动性疼痛

其他
• 各种心理紧张
• 测量环境骚乱等恶劣的环境条件
• 测量者的问题（测量者手的温度和清洁度）
• 着装的活动限制
• 气候、室温、气温引起的身体和肌肉紧张、疼痛变化

关节被动活动度和关节主动活动度

关节活动度可以分为关节被动活动度（passive range of motion，PROM）和关节主动活动度（active range of motion，AROM）。PROM是指进行被动性关节测量时关节的活动度，AROM是指被测量者主动运动表现出的关节活动度。

原则上ROM测量是指测量"PROM"，但是PROM与AROM的比较在临床应用中很重要。PROM是根据关节构造而规定的活动范围，AROM反映的是被测量者自主进行关节运动的能力。将两者对比，可以发现当肌肉力量下降等身体功能障碍存在的情况下，两者之间会出现"差值"。通过分析"差值"可以推测出产生运动功能障碍的原因，便于设置其他目的明确的评估项目。

运动终末感

为了保护关节结构，在被动关节运动的最终位置会出现运动受限。在进行被动的测量操作时，我们将测量者能够感受到的抵抗感称为运动终末感（end feel）。运动终末感分为生理上的运动终末感（表6）和病理上的运动终末感（表7）。生理上的运动终末感在正常范围内是可以被感知的，但病理上的运动终末感与之不同。为了能够准确判断病理上的运动终末感，通过与健康人的练习来充分感知"正常的抵抗感"是很有必要的，且必须综合考量评估对象的性别、年龄以及生活方式。

表6　生理上的运动终末感

软组织性	肌肉组织的靠近（屈曲的关节的屈曲侧存在肌群凸起）
结缔组织性	拮抗肌的伸展 拮抗侧的韧带伸展 拮抗侧的关节囊伸展
骨骼性	关节近端骨骼与关节远端骨骼的接触

表7 病理上的运动终末感

软组织性	关节周围软组织肿胀、滑膜炎等	• 皮下积液和关节囊里积留的滑液使周围皮下组织产生的抵抗感 • 伴随特有的发热感
结缔组织性	拮抗肌萎缩和肌肉紧张加重 韧带和关节囊萎缩 皮肤伸展性下降（烫伤、外伤疤痕、硬皮症等疾病）	• 关节活动度比正常关节活动度略小 • 可以感知关节周围组织的伸展感 • 伴有组织的伸张痛
	弛缓性运动麻痹	• 抵抗感消失 • 远小于正常范围的抵抗感
骨骼性	由骨折和骨关节炎引起的变形 关节内游离体等	• 骨骼突出感强 • 存在关节面变形和关节内游离体的情况下，会产生摩擦音和特有的拉扯感
功能性	由骨折和骨关节炎等伴随的疼痛引起的防御性肌肉收缩 由疼痛综合征（复合型局部疼痛综合征等）引起的防御性肌肉收缩 由心理问题引起的防御性肌肉收缩	• 由于疼痛，直到最大活动度，都存在活动困难，没有真实的运动终末感 • 由于肌肉抽筋和防御性肌肉收缩，无法感知产生的抵抗感

基本轴与移动轴

ROM测量是将被测量者的近位轴作为基本轴，远位轴作为移动轴，通过各个轴来测量可活动角度（图13，表8）。以骨骼隆起部分为基准点，通过骨触感来尽可能准确地设定各种轴，为的是尽可能将测量误差控制在最小范围。

图13 基本轴与移动轴（测量肩关节屈曲的情况）

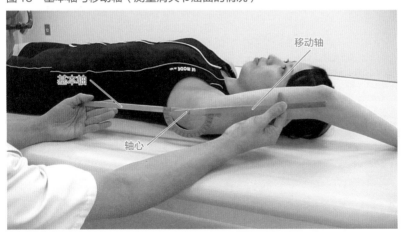

表8 测量肩关节屈曲的情况

基本轴	穿过肩峰，与地面垂直的线（站立位或者坐位）
移动轴	肱骨
活动度参考范围	0~180度
通过卧位测量	若能使躯干稳定，则可以用"与检测台平行的直线"代替基本轴。 移动轴不单是肱骨，测量时应确切感知"肩峰"与"肱骨外上髁"，准确找到肱骨上的移动轴。 对于肌肉紧张度下降的老年人和患者，由于软组织松弛，仅靠观察是无法识别其肱骨上的移动轴的

测量工具的选择

在ROM测量中，有专门的量角器（goniometer）。量角器有各种形状及尺寸（图14、图15），应根据测量关节的基本轴和移动轴的长度来选择。在测量特别大的关节时，要用大型的量角器。因为小型量角器在测量时会出现偏差，从而增大测量失误的可能性（图16、图17）。

测量时不要让量角器与被测量者接触，应间隔一指的距离，测量运动平面上移动轴的移动量。注意不要让量角器触碰到检测台和辅助工具。

另外，也存在用卷尺测量的情况。但无论使用哪种方法都应遵循测量原则。

图14 各种量角器

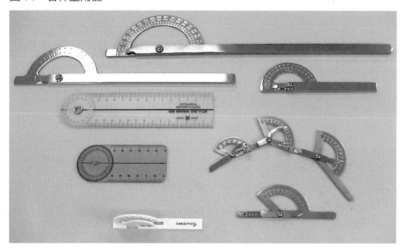

图15 指定量角器

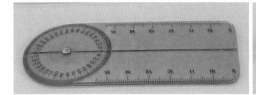 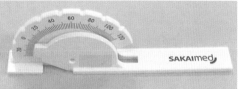

（酒井医疗株式会社）

图16 肩关节屈曲的情况

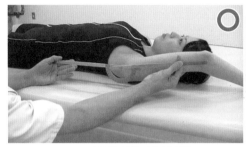 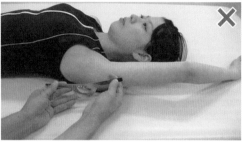

a.用适合测量轴的量角器测量　　　　　　　b.用不适合测量轴的量角器测量（会产生测量误差）

图17 髋关节屈曲的情况

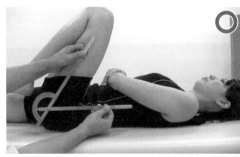 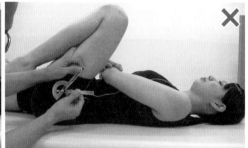

a.用适合测量轴的量角器测量　　　　　　　b.用不适合测量轴的量角器测量（会产生测量误差）

记录方法

在记录测量结果时，测量者要使用确切的表达方式，并且真实地报告情况。

在测量各关节时存在中立位置，并设定有测量起始位置。正确理解测量起始位置，并记录：①固定起始肢体位置了吗？②在这之后关节存在哪种程度的活动度？③是否超出了正常范围？

在此以肘关节为例进行解说。日本整形外科学会和日本康复训练医学会提出的肘关节活动度参考范围是：屈曲0~145度，伸展0~5度（图18、图19）。从原点，即测量起始位置开始，展示活动的情况很重要。

图18　肘关节屈曲

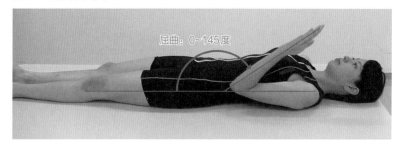

屈曲：0~145度

图19　肘关节伸展

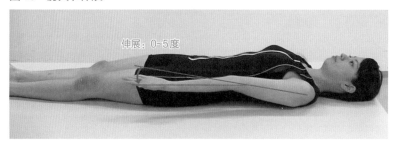

伸展：0~5度

记录示例　肘关节的测量结果

屈曲	0~145度
伸展	0~5度

笔记

记录关节的"运动方向"（屈曲、伸展等）是最重要的!

限制与疼痛的记录方法

　　测量关节时被测量者会出现疼痛和痉挛的情况，务必将其状态的结果记录下来。这种情况下，考虑到被测量的关节不存在真正的最大活动度，因此记录其限制因素很重要，根据原因准确描述被测量者受到了多大程度的限制是至关重要的。如果存在疼痛（pain），在结果记录中填P，如果出现痉挛（spasticity）就填S（表9）。

　　目前，有肘关节存在活动度限制的案例（图20）。对于伸展受限比较明显的案例，固定测量起始肢体位置较困难，因此测量结果为"-30度"，在记录表中填入负值。存在疼痛的情况下，填入P的同时有必要用"+"记录其程度。存在伸展受限的情况下记录屈曲测量结果时也需要注意（图21）。没有办法固定起始肢体位置，就在即将产生屈曲角度的时候开始测量。存在30度伸展受限的情况时，由于从屈曲30度开始测量，所以从30度开始记录关节运动。如果存在疼痛，则和伸展一样用P记录。

表9 关节运动受限因素的记录

疼痛（pain）→ P	
痉挛（spasticity）→ S	

图20 肘关节伸展：肘关节活动度限制

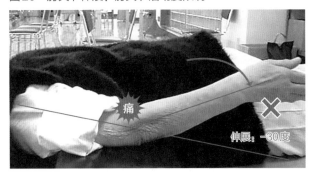

图21 肘关节屈曲：肘关节活动度限制

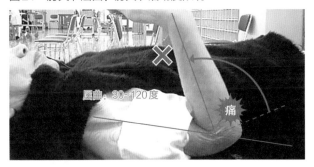

记录示例 限制关节的测量结果

肘关节伸展	-30度P（++）
肘关节屈曲	30~120度P（++）

+：轻度；++：中度；+++：重度

为提高测量值精确性而选择合适的测量肢体位置与阶段性测量演练

　　为了得到精确性更高的测量结果，选择合适的测量肢体位置很关键。不合适的测量肢体位置可能会影响测量结果的"信度"和"效度"。按照原则规定测量肢体位置，则能推进测量，但需要选择更加稳定的肢体位置来制定测量计划。对于一般的测量计划，在测量时基本都会出现代偿运动。建议仔细观察代偿运动的出现，直到确实能够进行代偿运动的制动，选择稳定的肢体位置，慎重测量。

本书旨在让读者通过与健康人一起进行的演练掌握正确的基本检查方法，特别是帮助读者明确代偿运动是否出现，然后能够通过研究掌握对出现的代偿运动准确制动的方法，向自己制定临床、实践方法的方向努力。按照熟练程度，演练可以分为"基础演练""应用演练""临床应用演练"几个阶段（图22）。

进行基础演练时要注意可能存在的代偿运动，如果测量者能够正确掌握其出现的样子，那么在进行应用演练和临床应用演练时可以一边听解说一边想象临床画面。希望本书读者能够掌握正确的测量方法，成为存在较多运动系统障碍的患者的"支持力量"。下一页会对本书的演练构成进行更多的讲解。

图22　本书第2~4章的构成

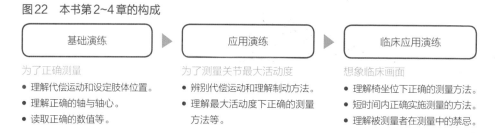

基础演练		应用演练		临床应用演练
为了正确测量		为了测量关节最大活动度		想象临床画面
● 理解代偿运动和设定肢体位置。		● 辨别代偿运动和理解制动方法。		● 理解椅坐位下正确的测量方法。
● 理解正确的轴与轴心。		● 理解最大活动度下正确的测量方法等。		● 短时间内正确实施测量的方法。
● 读取正确的数值等。				● 理解被测量者在测量中的禁忌。

※"腕关节""手指和拇指关节""足趾和跗趾关节"[1]中，因为容易制动，所以不采用3个阶段的演练形式进行讲解，重点是测量的顺序和注意点。

---

[1]译者注：本书中的"手指"特指手部除拇指外的其余四指，"足趾"特指除跗趾外的其余四趾。

演练的构成

基础演练

- 基础演练时，用视觉捕捉"代偿运动"，伴随运动终末感读取误差值，学习由此引发的身体现象。
- 在被测量者被动运动时实施测量，不对受限制的测量关节周围的软组织施加伸展的操作，照旧测量ROM，同时也要辨别代偿运动出现的时间点。
- 注意要仔细测量关节的角度，充分理解和掌握"运动平面"和"运动轴"的知识。

测量流程

- ①被测量者处于起始肢体位置。②确认最大被动活动度，暂时回到起始肢体位置。将量角器放置在已确定的观察角度上。③再次将关节运动到最大活动度，把量角器放在测量关节处，从正侧方仔细读取测量值，测量结束后迅速回到起始肢体位置。

  ※ 按照熟练程度，根据①→③的实施顺序设置目标。

- ■ 测量示例

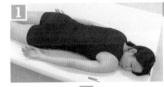

起始肢体位置

- 处于起始肢体位置或者最接近起始肢体位置的被测量者要保持平静的姿势，做好准备。

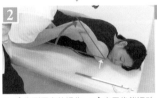

最大被动活动度的确认

- 不论哪种代偿运动，都会伴随运动终末感出现，请仔细确认。
- 确认后，暂时回到起始肢体位置。
  - ▶ 将量角器放置在已确定的观察角度上。
- 为了让被测量者在短时间内尽可能保持测量姿势，预先将量角器放在已确定的观察角度上。

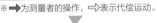

※ ➡为测量者的操作，⇨表示代偿运动。

ROM测量

- 再次将关节运动到最大活动度，把量角器放在测量关节处，从正侧方仔细读取测量值。
- 通常要注意"基本轴"和"移动轴"是否出现偏差，为了不出现读取误差，就在该情况下读取测量值。
  - ▶ 测量后，回到起始肢体位置。
- 不要让被测量者一直处于测量肢体位置。测量结束后要迅速使其回到起始肢体位置。

> **笔记**
>
> - 为了在正视状态下确认"基本轴"和"移动轴"，被测量者应穿着贴身服饰。
> - 注意不要让量角器砸到被测量者，在可熟练操作之前请遵守以上操作顺序，反复练习。
> - 将量角器（金属部位）与被测量者的接触控制在最小范围内。

应用演练

- 在应用演练中对限制因素，尤其是软组织性因素引起的代偿运动进行制动。
- 在注意关节运动出现疼痛的同时，拉伸关节周围软组织，尽量进行最大关节功能下关节被动活动度的测量。
- 即使是这个阶段，也要注意遵循原则，仔细测量关节角度，在充分理解和掌握"运动平面"与"运动轴"的知识的前提下进行测量演练。
- 确认在最大活动度内出现的代偿运动，掌握代偿运动的制动方法。

仰卧位时测量中出现的代偿运动：肩关节屈曲的情况

■ 无代偿运动

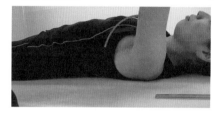

如果过度
屈曲

■ 有代偿运动

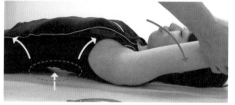

- 伴随躯干上半部分的伸展，出现明显的腰椎屈曲（◌处）。
  ※➾表示代偿运动。

■ 仰卧位时过度运动导致的代偿运动

矢状面	额状面和水平面
躯干上半部分伸展（＋） 骨盆前倾（＋） 腰椎前凸（＋）	无明显变化

> **笔记**
> 观察哪部分的代偿运动比较明显。

应用演练的注意点

①观察代偿运动的出现。

②研究、确认代偿运动的制动方法。

③向被测量者进行自主制动的相关说明。

代偿运动的制动方法

- 要注意被测量者身体哪一部分出现了哪种代偿运动，程度如何。为了有效抑制代偿运动，下面演示在何处进行制动比较有效。

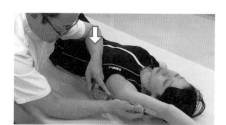

> **笔记**
> 测量的关注点
> - 为了制动而用到的操作方法。
> - 制动代偿运动的操作方法和支持方法。
> - 为了让被测量者有意识地自主制动而进行的说明和指示。

※➾表示由测量者实施的制动。

临床应用演练（假设临床的坐位测量）

- 临床中，要能够在坐位状态下准确实施测量。
- 临床应用演练是在应用演练的基础上，为了让学生掌握在短时间内不改变肢体位置，测量最大关节功能下的关节被动活动度的方法。
- 与基础演练、应用演练一样，还是要遵循测量原则仔细测量关节的角度，且在充分理解和掌握"运动平面"与"运动轴"的知识的前提下进行测量演练。
- 确认坐位测量中出现的代偿运动，掌握代偿运动的制动方法与测量方法。

端坐位时测量中出现的代偿运动：肩关节屈曲的情况

- 无代偿运动

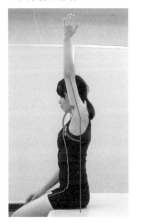

如果过度屈曲

- 有代偿运动

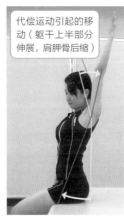

代偿运动引起的移动（躯干上半部分伸展，肩胛骨后缩）

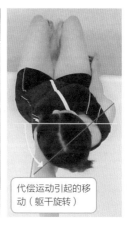

代偿运动引起的移动（躯干旋转）

- 端坐位时出现的代偿运动

矢状面	水平面
躯干上半部分伸展 肩胛骨后缩 骨盆前倾和腰椎前凸	躯干向同侧后方旋转

代偿运动的提示和观察要点

- 端坐位姿势时，指导代偿运动。
- 与卧位测量相比，代偿运动出现得更频繁。
- 指导代偿运动与其制动方法。

端坐位时测量演练的要点

- 出现的代偿运动与其制动方法。
- 制动代偿运动的操作方法和支持方法。
- 为了让被测量者有意识地自主制动而进行的说明和指示。

- 量角器的支撑方法和测量轴的操作方法。
- 运动平面与测量轴的再设定。

制动方法

- 特别要注意的是，躯干应对基本轴起支撑和固定的作用。
- 临床中经常采用的代偿运动的制动方法，有以下几种。

> ①利用有靠背的椅子。
> ②将测量者的身体当作"墙壁"，进行制动。
> ③利用墙壁和扶手等。

- 本书中，对在任意医疗、保健机构都能够使用的靠背椅利用法进行了讲解。

使用靠背椅的注意点

- 使用靠背椅是临床中常见的方法，但是由于其靠背存在一定的角度（下图），所以有必要考虑其倾斜度。
- 经验尚浅的测量者测量时可能存在不少遗漏。

演练的要点

- 椅坐位的测量对于无法识别代偿运动的初学者来说比较困难，得出正确的结果也比较困难。因此，为了准确地制动代偿运动，测量者的技巧还需要更加熟练才行。
- 在椅坐位状态下，要注意被测量者身体哪一部分出现了什么代偿运动，程度如何。为了有效制动代偿运动，本书对在哪里施加制动力为宜、采用什么样的测量工具和操作手法等进行了指导。

■ 椅坐位

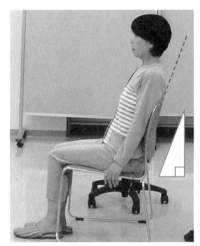

第**2**章 针对上肢关节的ROM 测量法

1 肩胛骨前伸

Shoulder Girdle Flexion

概述

运动的特征

- 在水平面上，绕垂直轴的关节运动。
- 手臂向前伸展和向前运动中的重要运动功能。

■ 肩胛骨前伸

基本轴	两侧肩峰的连线
移动轴	头顶与肩峰的连线
活动度参考范围	0~20度

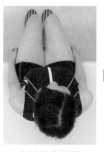
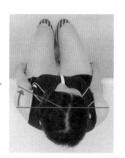

起始肢体位置　　　　最终活动位置

限制因素

肩关节后侧的软组织

- 斜方肌（①）。
- 菱形肌（②）等。

应该注意的代偿运动（参照下一页）

- 躯干向同侧前方旋转。
- 躯干（尤其是躯干上半部分）前倾。

■ 限制因素

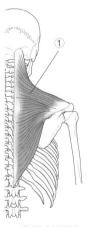
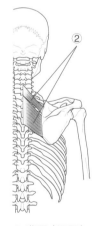

a.背面（浅层）　　　b.背面（深层）

*图片中的箭头 ➡ ：测量者的操作；⇨ ：测量者的制动；⇨ ：代偿运动

测量肢体基本位置和其他位置之间测量条件的比较（代偿运动的比较）

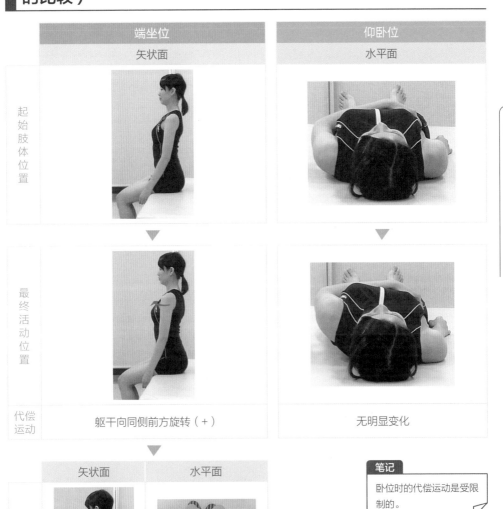

	端坐位	仰卧位
	矢状面	水平面
起始肢体位置		
最终活动位置		
代偿运动	躯干向同侧前方旋转（＋）	无明显变化

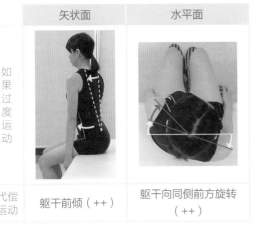

	矢状面	水平面
如果过度运动		
代偿运动	躯干前倾（＋＋）	躯干向同侧前方旋转（＋＋）

笔记

卧位时的代偿运动是受限制的。

观察要点

- 原则上测量肢体位置为端坐位，但端坐位时在最大活动度的代偿运动比较明显，而仰卧位的代偿运动有所限制。
- 为了准确抑制代偿运动，推荐采用仰卧位测量。

基础演练

测量中的注意点

- 关注仰卧时的代偿运动，即躯干向同侧前方的旋转。
- 注意在测量移动轴的同时非测量侧肩胛骨的上抬。
- 注意被测量者的病史，通过表情和声音来确认其疼痛。

■ 肩胛骨前伸

基本轴	两侧肩峰的连线
移动轴	头顶与肩峰的连线
运动平面	水平面
活动度参考范围	0~20度

测量流程

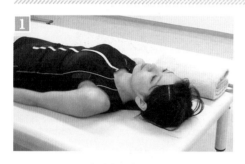

- 起始肢体位置。

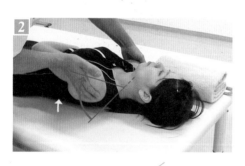

- 确认最大被动活动度。
- 肩胛骨前伸时，会出现躯干向同侧前方旋转的代偿运动。代偿运动出现的位置即为最大活动度。

- 将量角器放在已确定的观察角度上。
- 再次使测量侧活动到最大活动度，用毛巾等支撑测量侧肩膀，以保持角度。

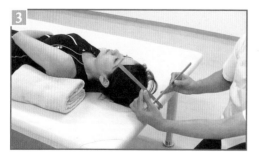

- 将量角器置于各轴，从正侧方即时读取测量值。
- ※ 被测量者身体回到起始肢体位置后再读取结果会出现误差。

测量后，回到起始肢体位置。

应用演练（辨别代偿运动和制动测量法）

仰卧位时测量中出现的代偿运动

■ 无代偿运动

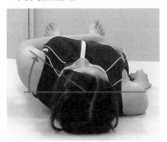

■ 有代偿运动

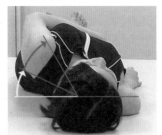

● 伴随过度运动躯干会出现明显的向同侧前方的旋转。

■ 仰卧位时过度运动导致的代偿运动

水平面	额状面
躯干向同侧前方旋转（＋）	侧屈（＋）

制动方法

【徒手操作】

● 往测量者一侧拉起肩胛骨。

● 测量者用下肢外侧抵住被测量者，防止被测量者躯干向非测量侧旋转和侧屈，起制动作用。

【给被测量者的指示】

● 如果非测量侧的肩胛骨离开测量台，请告知。

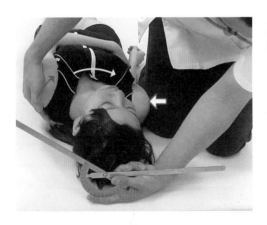

 制动操作的关键点

● 用下肢外侧抵住被测量者，制动代偿运动，使躯干稳定。

● 只拉起测量侧的肩胛骨。

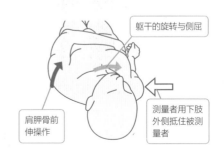

躯干的旋转与侧屈

肩胛骨前伸操作

测量者用下肢外侧抵住被测量者

临床应用演练（假设临床坐位的测量）

端坐位时测量中出现的代偿运动

■ 无代偿运动

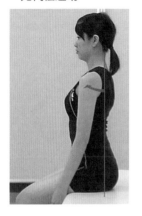

■ 有代偿运动

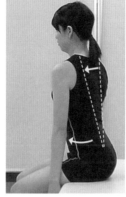

躯干前倾和旋转

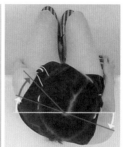

躯干旋转

■ 端坐位时出现的代偿运动

矢状面	水平面
躯干前倾（＋＋）	躯干向同侧前方旋转（＋＋）

> **笔记**
>
> 健康人的代偿运动，可以观察到超出正常的活动度。

椅坐位时的测量

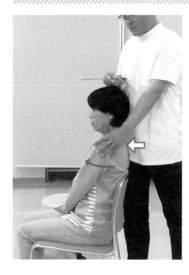

测量的关键点

- 指导被测量者以舒适的姿势接触靠背。
- 运动平面根据靠背角度倾斜。
- 将测量者的身体当作"墙壁"，制动被测量者躯干上半部分。
- 为了检测代偿运动，测量者用身体触碰被测量者。
- 为了使移动轴垂直于被测量者头顶，测量者单手操作量角器。
- 如果是可能存在颈部屈曲的被测量者，则用其他方法测量。

■ 其他方法：在后颈部测量

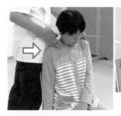

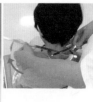

- 将基本轴中央到测量侧肩峰作为移动轴进行测量。

2 肩胛骨后缩

概述

运动的特征

- 在水平面上，绕垂直轴的关节运动。
- 手臂向后伸展和在身后支撑中的重要运动
  功能。

■ 肩胛骨后缩

基本轴	两侧肩峰的连线
移动轴	头顶与肩峰的连线
活动度参考范围	0~20度

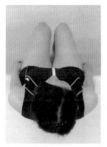

起始肢体位置

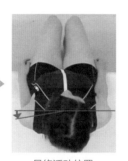

最终活动位置

限制因素

肩关节前侧的软组织

- 胸大肌（①）。
- 胸小肌（②）。

应该注意的代偿运动（参照下一页）

- 躯干向同侧后方旋转。
- 躯干（尤其是躯干上半部分）伸展。

■ 限制因素

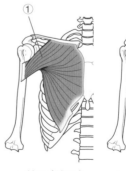

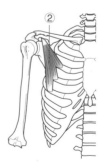

a.前面（浅层）　　b.前面（深层）

---

*图片中的箭头 ➡ : 测量者的操作；⇨ : 测量者的制动；⇨ : 代偿运动

测量肢体基本位置和其他位置之间测量条件的比较（代偿运动的比较）

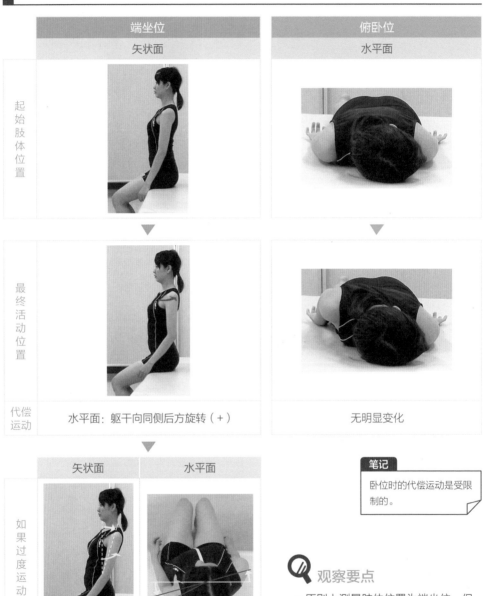

	端坐位	俯卧位
	矢状面	水平面
起始肢体位置		
最终活动位置		
代偿运动	水平面：躯干向同侧后方旋转（＋）	无明显变化

	矢状面	水平面
如果过度运动		
代偿运动	躯干上半部分伸展（＋＋）	躯干向同侧后方旋转（＋＋）

笔记

卧位时的代偿运动是受限制的。

🔍 **观察要点**

- 原则上测量肢体位置为端坐位，但端坐位时在最大活动度的代偿运动比较明显，而俯卧位的代偿运动有所限制。
- 为了准确抑制代偿运动，推荐采用俯卧位测量。

基础演练

测量中的注意点

- 关注俯卧时的代偿运动，即躯干向同侧后方的旋转。
- 注意在测量移动轴的同时非测量侧前胸的上抬。
- 注意被测量者的病史，通过表情和声音来确认其疼痛。

■ 肩胛骨后缩

基本轴	两侧肩峰的连线
移动轴	头顶与肩峰的连线
运动平面	水平面
活动度参考范围	0~20度

测量流程

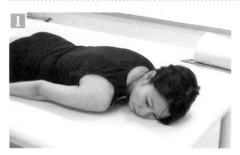

- 起始肢体位置。

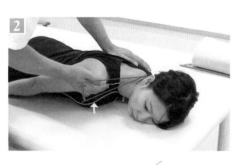

- 确认最大被动活动度。
- 肩胛骨后缩时，会出现躯干向同侧后方旋转的代偿运动。代偿运动出现的位置即为最大活动度。

- 将量角器放在已确定的观察角度上。
- 再次使测量侧活动到最大活动度，用毛巾等支撑测量侧肩膀，以保持角度。

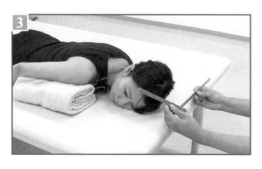

- 将量角器置于各轴，从正侧方即时读取测量值。
- ※ 被测量者身体回到起始肢体位置后再读取结果会出现误差。

测量后，回到起始肢体位置。

应用演练（辨别代偿运动和制动测量法）

俯卧位时测量中出现的代偿运动

■ 无代偿运动

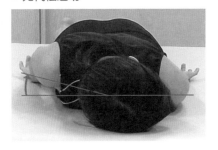

■ 有代偿运动

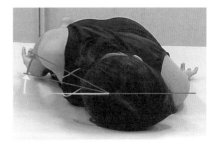

● 伴随过度运动躯干会出现明显的向同侧后方的旋转。

■ 俯卧位时过度运动导致的代偿运动

水平面	额状面
躯干向同侧后方旋转（＋）	侧屈（＋）

制动方法

【徒手操作】

● 往测量者一侧拉起肩胛骨。

● 测量者用下肢外侧抵住被测量者，防止被测量者躯干向非测量侧旋转和侧屈，起制动作用。

【给被测量者的指示】

● 如果非测侧的前胸离开测量台，请告知。

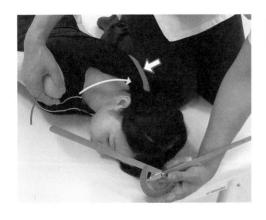

🖐 制动操作的关键点

● 用下肢外侧抵住被测量者，制动代偿运动，使躯干稳定。

● 只拉起测量侧的肩胛骨。

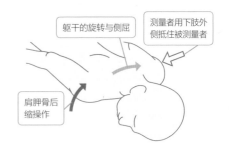

躯干的旋转与侧屈

测量者用下肢外侧抵住被测量者

肩胛骨后缩操作

临床应用演练（假设临床坐位的测量）

端坐位时测量中出现的代偿运动

- 无代偿运动

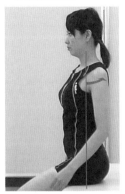

- 有代偿运动

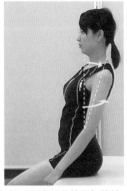

躯干上半部分伸展与旋转

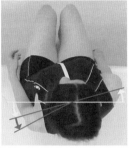

躯干旋转

- 端坐位时出现的代偿运动

矢状面	水平面
躯干上半部分伸展（++）	躯干向同侧后方旋转（++）

笔记

健康人的代偿运动，可以观察到超出正常的活动度。

椅坐位时的测量

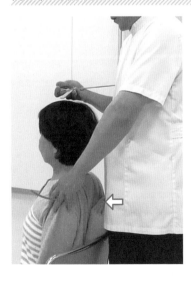

测量的关键点

- 将毛巾放在躯干非测量侧后面来保持稳定，以确保测量侧肩胛骨的移动空间。
- 运动平面根据靠背角度倾斜。
- 为了检测代偿运动，测量者用身体触碰被测量者。
- 为了使移动轴垂直于被测量者头顶，测量者单手操作量角器。
- 如果是可能存在颈部屈曲的被测量者，则用其他方法测量。

- 其他方法：在后颈部测量

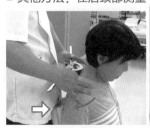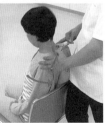

- 将基本轴中央到测量侧肩峰作为移动轴进行测量。

3 肩胛骨上抬

Shoulder Girdle Elevation

概述 📖

运动的特征

- 在额状面上，绕矢状-水平轴的关节运动。
- 手臂向上抬起和过顶运动中的重要运动功能。

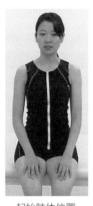
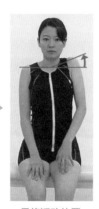

起始肢体位置　　　最终活动位置

限制因素

肩关节后侧的软组织

- 斜方肌下部纤维（①）。
- 前锯肌下部纤维（②）等。

应该注意的代偿运动（参照下一页）

- 躯干（尤其是躯干上半部分）向对侧侧屈。
- 躯干向同侧后方旋转。

■ 肩胛骨上抬

基本轴	两侧肩峰的连线
移动轴	肩峰与胸骨上缘的连线
活动度参考范围	0~20度

※ 原则上应该从背面开始测定，但要注意移动轴是肩峰与胸骨上缘的连线（前面）。

■ 限制因素

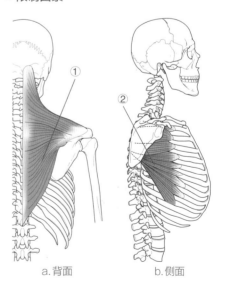

a. 背面　　　　b. 侧面

*图片中的箭头 ➡：测量者的操作；⇨：测量者的制动；⇨：代偿运动

测量肢体基本位置和其他位置之间测量条件的比较（代偿运动的比较）

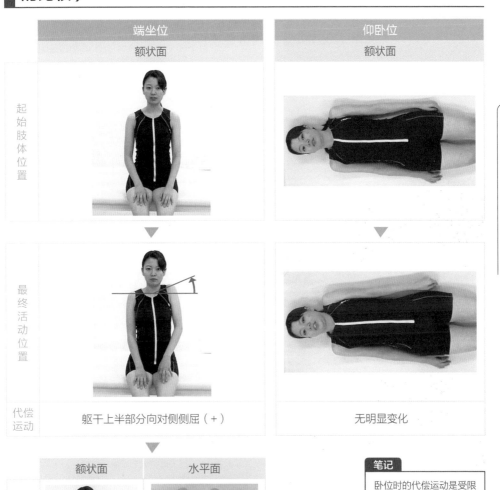

	端坐位	仰卧位
	额状面	额状面
起始肢体位置		
最终活动位置		
代偿运动	躯干上半部分向对侧侧屈（+）	无明显变化

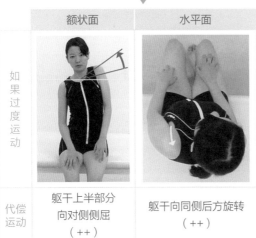

	额状面	水平面
如果过度运动		
代偿运动	躯干上半部分向对侧侧屈（++）	躯干向同侧后方旋转（++）

笔记

卧位时的代偿运动是受限制的。

观察要点

- 原则上测量肢体位置为端坐位，但端坐位时在最大活动度的代偿运动比较明显，而仰卧位的代偿运动有所限制。
- 为了准确抑制代偿运动，推荐采用仰卧位测量。

基础演练

测量中的注意点

- 关注仰卧时的代偿运动，即躯干上半部分向对侧的侧屈运动。
- 注意被测量者的病史，通过表情和声音来确认其疼痛。

■ 肩胛骨上抬

基本轴	两侧肩峰的连线
移动轴	肩峰与胸骨上缘的连线
运动平面	额状面
活动度参考范围	0~20度

测量流程

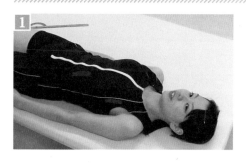

- 起始肢体位置。

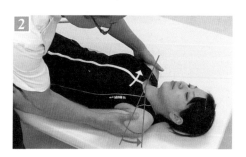

- 确认最大被动活动度。
- 肩胛骨上抬时，会出现躯干上半部分向对侧侧屈的代偿运动。代偿运动出现的位置即为最大活动度。

> - 将量角器放在已确定的观察角度上。
> - 再次使测量侧活动到最大活动度。

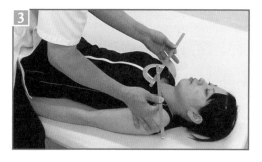

- 将量角器置于各轴，从正侧方即时读取测量值。
- ※ 被测量者身体回到起始肢体位置后再读取结果会出现误差。

测量后，回到起始肢体位置。

应用演练（辨别代偿运动和制动测量法）

仰卧位时测量中出现的代偿运动

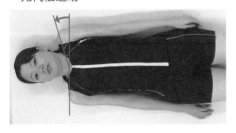 ■ 无代偿运动

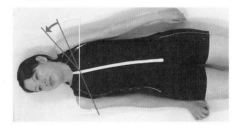 ■ 有代偿运动

- 伴随过度运动躯干上半部分会出现明显的向对侧的侧屈。

■ 仰卧位时过度运动导致的代偿运动

额状面	矢状面和水平面
躯干上半部分向对侧侧屈（＋）	无明显变化

制动方法

【徒手操作】

- 向头部抬高肩胛骨。
- 测量者用下肢外侧抵住被测量者，防止被测量者躯干向非测量侧旋转和侧屈，起制动作用。

【给被测量者的指示】

- 如果躯干背部在检测台上出现移动，请告知。

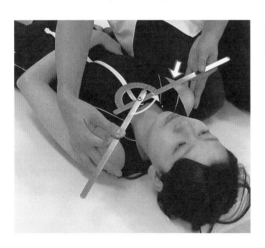

 制动操作的关键点

- 用下肢外侧抵住被测量者，制动代偿运动，使躯干稳定。
- 只进行抬高测量侧肩胛骨的操作。

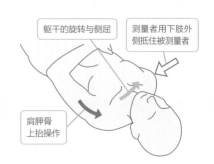

躯干的旋转与侧屈

测量者用下肢外侧抵住被测量者

肩胛骨上抬操作

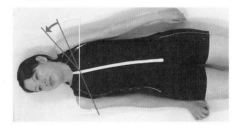

临床应用演练（假设临床坐位的测量）

端坐位时测量中出现的代偿运动

■ 无代偿运动

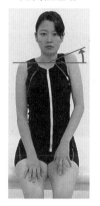

■ 有代偿运动

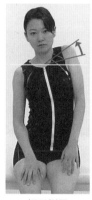

躯干侧屈

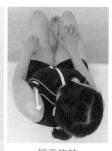

躯干旋转

■ 端坐位时出现的代偿运动

额状面	水平面
躯干上半部分向对侧侧屈（++）	躯干向同侧后方旋转（++）

笔记

健康人的代偿运动，可以观察到超出正常的活动度。

椅坐位时的测量

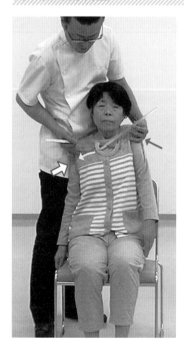

测量的关键点

- 指导被测量者以舒适的姿势接触靠背。
- 运动平面根据靠背角度倾斜。
- 基本轴应与靠背边缘平行。
- 将测量者的身体当作"墙壁"，制动被测量者躯干上半部分。
- 为了检测代偿运动，测量者用身体触碰被测量者。
- 在操作移动轴的同时进行量角器的操作。

■ 量角器的操作

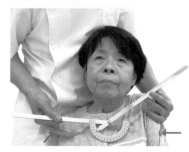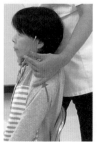

4 肩胛骨下压（下沉）

Shoulder Girdle Depression

概述

运动的特征

- 在额状面上，绕矢状－水平轴的关节运动。

- 手臂向下沉和在下方支撑身体中的重要运动功能。

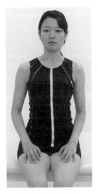 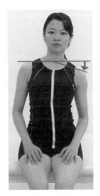

起始肢体位置　　　　　　最终活动位置

限制因素

肩关节后侧的软组织

- 斜方肌上部纤维（①）。

- 肩胛提肌（②）。

- 菱形肌（③）。

- 前锯肌上部纤维（④）等。

应该注意的代偿运动（参照下一页）

- 躯干（尤其是躯干上半部分）向同侧侧屈。

- 躯干向同侧前方旋转。

*图片中的箭头 ➡：测量者的操作；⇨：测量者的制动；⇨：代偿运动

■ 肩胛骨下压（下沉）

基本轴	两侧肩峰的连线
移动轴	肩峰与胸骨上缘的连线
活动度参考范围	0~10度

※ 原则上应该从背面开始测定，但要注意移动轴是肩峰与胸骨上缘的连线（前面）。

■ 限制因素

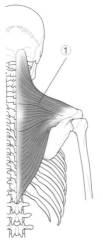 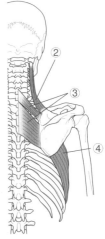

a.背面（浅层）　　　b.背面（深层）

37

测量肢体基本位置和其他位置之间测量条件的比较（代偿运动的比较）

	端坐位	仰卧位
	额状面	额状面

起始肢体位置	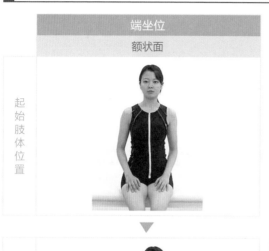	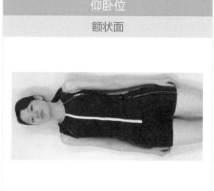
最终活动位置	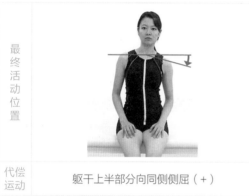	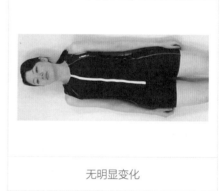
代偿运动	躯干上半部分向同侧侧屈（＋）	无明显变化

	额状面	水平面
如果过度运动	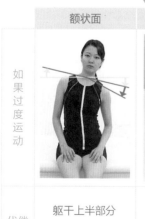	
代偿运动	躯干上半部分向同侧侧屈（＋＋）	躯干向同侧前方旋转（＋＋） 肩胛骨前伸（向前移动）（＋＋）

笔记

卧位时的代偿运动是受限制的。

🔍 **观察要点**

- 原则上测量肢体位置为端坐位，但端坐位时在最大活动度的代偿运动比较明显，而仰卧位的代偿运动有所限制。

- 为了准确抑制代偿运动，推荐采用仰卧位测量。

基础演练

测量中的注意点

- 关注仰卧时的代偿运动，即躯干上半部分向同侧的侧屈运动。
- 注意被测量者的病史，通过表情和声音来确认其疼痛。

■ 肩胛骨下压（下沉）

基本轴	两侧肩峰的连线
移动轴	肩峰与胸骨上缘的连线
运动平面	额状面
活动度参考范围	0~10度

测量流程

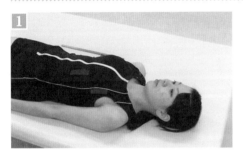

- 起始肢体位置。

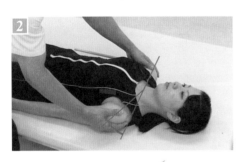

- 确认最大被动活动度。
- 肩胛骨下压时，会出现躯干上半部分向同侧侧屈的代偿运动。代偿运动出现的位置即为最大活动度。

> - 将量角器放在已确定的观察角度上。
> - 再次使测量侧活动到最大活动度。

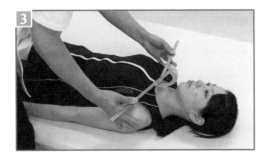

- 将量角器置于各轴，从正侧方即时读取测量值。
- ※ 被测量者身体回到起始肢体位置后再读取结果会出现误差。

测量后，回到起始肢体位置。

应用演练（辨别代偿运动和制动测量法）

仰卧位时测量中出现的代偿运动

■ 无代偿运动

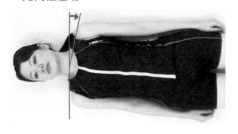

■ 有代偿运动

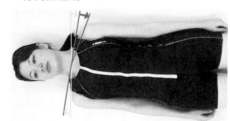

● 伴随过度运动躯干上半部分会出现轻微的向同侧的侧屈。

■ 仰卧位时过度运动导致的代偿运动

额状面	矢状面和水平面
躯干上半部分向同侧侧屈（＋）	无明显变化

制动方法

【徒手操作】

● 向下肢方向下拉肩胛骨。

● 测量者用下肢外侧控制并阻止被测量者非测量侧的上抬（躯干向测量侧侧屈）。

【给被测量者的指示】

● 如果躯干背部在检测台上出现移动，请告知。

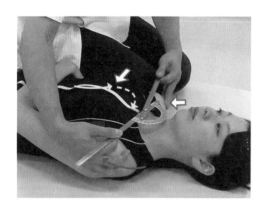

 制动操作的关键点

● 用下肢外侧抵住被测量者，制动代偿运动，使躯干稳定。

● 只进行下压测量侧肩胛骨的操作。

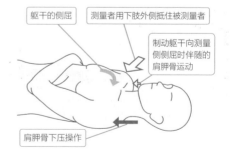

躯干的侧屈　测量者用下肢外侧抵住被测量者

制动躯干向测量侧侧屈时伴随的肩胛骨运动

肩胛骨下压操作

临床应用演练（假设临床坐位的测量）

端坐位时测量中出现的代偿运动

■ 无代偿运动

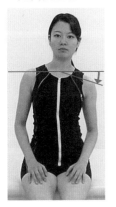

■ 有代偿运动

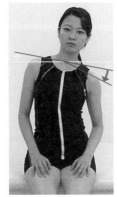

躯干侧屈

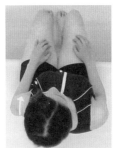

躯干旋转

■ 端坐位时出现的代偿运动

额状面	水平面
躯干上半部分向同侧侧屈（++）	躯干向同侧前方旋转（++） 肩胛骨前伸（++）

笔记

健康人的代偿运动，可以观察到超出正常的活动度。

椅坐位时的测量

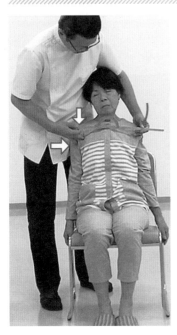

 测量的关键点

- 指导被测量者以舒适的姿势接触靠背。
- 运动平面根据靠背角度倾斜。
- 基本轴应与靠背边缘平行。
- 为了检测代偿运动，测量者用身体触碰被测量者。
- 在操作移动轴的同时进行量角器的操作。

■ 量角器的操作

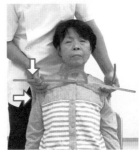

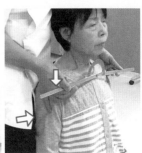

5 肩关节前屈（向前上举）

概述

运动的特征

- 在矢状面上，绕额状−水平轴的关节运动。
- 手臂向上抬起和过顶运动中的重要运动功能。

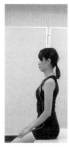
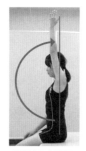

起始肢体位置　　　　最终活动位置

限制因素

肩关节后侧的软组织

- 三角肌后束（①）。
- 大圆肌（②）。
- 小圆肌（③）。
- 冈下肌（④）。
- 肱三头肌长头（⑤）。
- 关节囊后侧等。

应该注意的代偿运动（参照下一页）

- 躯干（尤其是躯干上半部分）伸展。
- 肩胛骨后缩（向后运动）。
- 躯干向同侧后方旋转。
- 腰椎前凸。
- 骨盆前倾。

■ 肩关节前屈（向前上举）

基本轴	穿过肩峰，与地面垂直的线（站立位或者坐位）
移动轴	肱骨
活动度参考范围	0~180度

■ 限制因素

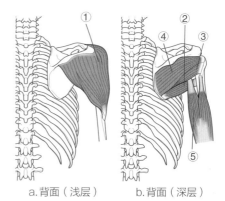

a. 背面（浅层）　　　b. 背面（深层）

*图片中的箭头 ➡ : 测量者的操作；⇨ : 测量者的制动；⇨ : 代偿运动

测量肢体基本位置和其他位置之间测量条件的比较（代偿运动的比较）

	端坐位	仰卧位
	矢状面	矢状面
起始肢体位置	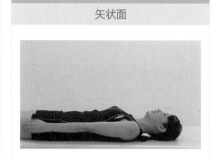	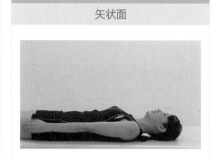

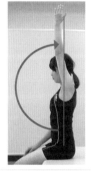

最终活动位置		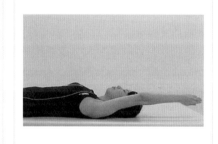

代偿运动	矢状面：躯干上半部分伸展（＋） 肩胛骨（同侧）后缩（＋） 水平面：躯干向同侧后方旋转（＋）	躯干上半部分的伸展（＋） 骨盆前倾和腰椎前凸（＋）

	矢状面	水平面
如果过度运动	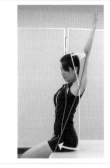	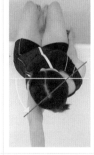
代偿运动	躯干上半部分伸展（＋＋） 肩胛骨后缩（＋＋） 骨盆前倾和腰椎前凸（＋＋）	躯干向同侧 后方旋转 （＋＋）

笔记

卧位时的代偿运动是受限制的。

观察要点

- 原则上测量肢体位置为端坐位，但端坐位时在最大活动度的代偿运动比较明显，而仰卧位的代偿运动有所限制。

- 为了准确抑制代偿运动，推荐采用仰卧位测量。

基础演练

测量中的注意点

- 关注仰卧时的代偿运动，即躯干上半部分的伸展运动。
- 注意躯干上半部分的伸展和其伴随的腰椎前凸的增强。
- 注意被测量者的病史，通过表情和声音来确认其疼痛。

■ 肩关节前屈（向前上举）

基本轴	穿过肩峰，与地面垂直的线（站立位或者坐位）穿过肩峰，与地面平行的线（卧位）
移动轴	肱骨
运动平面	矢状面
活动度参考范围	0~180度

※ 为了稳定躯干而采用仰卧位测量。

测量流程

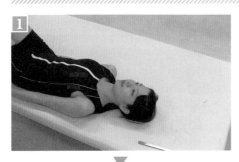

- 起始肢体位置。

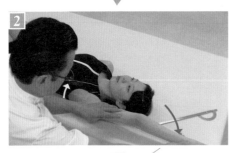

- 确认最大被动活动度。
- 肩关节前屈时会出现躯干上半部分和肩胛骨的代偿运动。代偿运动出现的位置即为最大活动度。
- 为了不出现"误读"，可设定一个基准，如是否超过了90度，预读大致角度值。

> - 将量角器放在已确定的观察角度上。
> - 再次使测量侧活动到最大活动度。

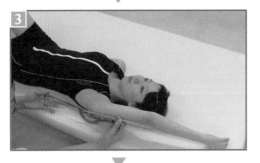

- 将量角器置于各轴，从正侧方即时读取测量值。
※ 被测量者身体回到起始肢体位置后再读取结果会出现误差。

测量后，回到起始肢体位置。

应用演练（辨别代偿运动和制动测量法）

仰卧位时测量中出现的代偿运动

■ 无代偿运动

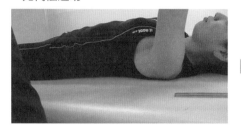

■ 有代偿运动

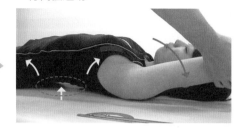

● 伴随躯干上半部分的伸展会出现明显的腰椎前凸（◌处）。

■ 仰卧位时过度运动导致的代偿运动

矢状面	额状面和水平面
躯干上半部分伸展（＋） 骨盆前倾（＋） 腰椎前凸（＋）	无明显变化

制动方法

【徒手操作】

● 测量者将前臂放在被测量者测量侧的胸廓前面，向检测台方向施加压力，进行引导。

【给被测量者的指示】

● 屈曲膝关节，使髋关节屈曲。

● 让被测量者收缩腹肌，有意识地防止腰部上抬。

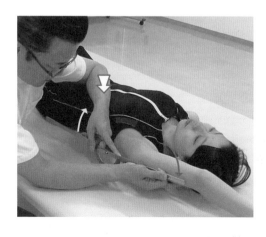

制动操作的关键点

● 通过对胸廓前面的压迫，减少腰椎的前凸，保持躯干上半部分在适当的位置。

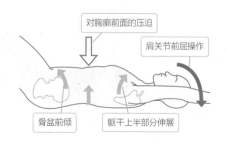

对胸廓前面的压迫

肩关节前屈操作

骨盆前倾　躯干上半部分伸展

临床应用演练（假设临床坐位的测量）

端坐位时测量中出现的代偿运动

■ 无代偿运动

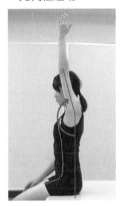

■ 有代偿运动

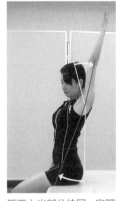 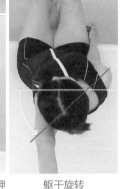

躯干上半部分伸展，肩胛骨后缩

躯干旋转

■ 端坐位时出现的代偿运动

矢状面	水平面
躯干上半部分伸展（++） 肩胛骨后缩（++） 骨盆前倾和腰椎前凸（++）	躯干向同侧后方旋转（++）

> **笔记**
>
> 健康人的代偿运动，可以观察到超出正常的活动度。

椅坐位时的测量

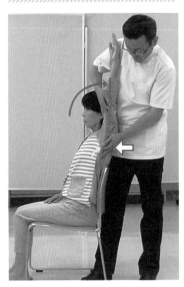

测量的关键点

- 指导被测量者以舒适的姿势接触靠背。
- 基本轴应与靠背边缘平行。
- 将测量者的身体当作"墙壁"，制动被测量者躯干上半部分。
- 为了检测代偿运动，测量者用身体触碰被测量者。
- 测量者用前臂支撑作为移动轴的肱骨的同时进行量角器的操作。

■ 量角器的操作

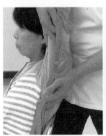 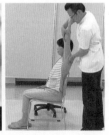

- 确认最大活动度。

6 肩关节后伸（向后上举）

Shoulder Joint Backward Extension

概述

运动的特征

- 在矢状面上，绕额状－水平轴的关节运动。
- 手臂向后伸展和躯干倾斜时伴随的保护性伸展运动中的重要运动功能。

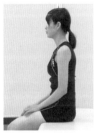 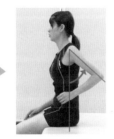

起始肢体位置   最终活动位置

限制因素

肩关节前侧的软组织

- 三角肌前束（①）。
- 胸大肌（②）。
- 胸小肌（③）。
- 喙肱肌（④）。
- 肱二头肌短头（⑤）。
- 喙肱韧带（⑥）。
- 盂肱韧带（⑦）。
- 关节囊前侧等。

应该注意的代偿运动（参照下一页）

- 躯干（尤其是躯干上半部分）前倾。
- 躯干向同侧后方旋转。
- 肩胛骨后缩（向后运动）。

■ 肩关节后伸（向后上举）

基本轴	穿过肩峰，与地面垂直的线（站立位或者坐位）
移动轴	肱骨
活动度参考范围	0~50度

※ 鉴于肘关节伸展时肱二头肌长头导致的限制，测量时采用肘关节屈曲姿势。

■ 限制因素

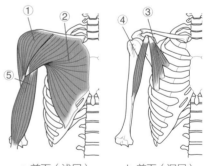

a.前面（浅层）   b.前面（深层）

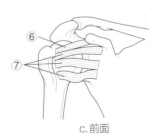

c.前面

---

*图片中的箭头 ➡：测量者的操作；⇨：测量者的制动；⇨：代偿运动

测量肢体基本位置和其他位置之间测量条件的比较（代偿运动的比较）

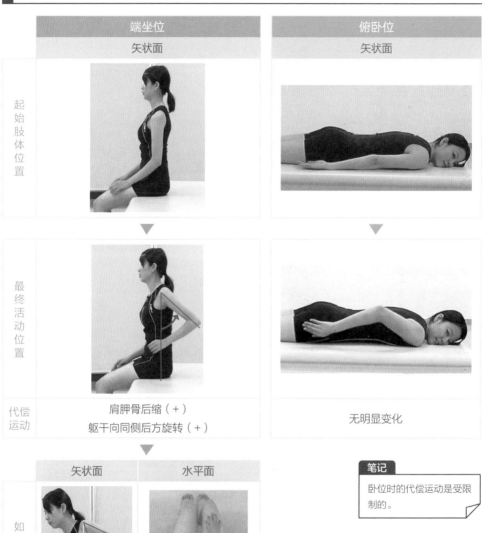

	端坐位	俯卧位
	矢状面	矢状面
起始肢体位置		
最终活动位置		
代偿运动	肩胛骨后缩（＋） 躯干向同侧后方旋转（＋）	无明显变化

	矢状面	水平面
如果过度运动		
代偿运动	躯干前倾（＋＋） 肩胛骨后缩（＋＋）	躯干向同侧后方旋转 （＋＋）

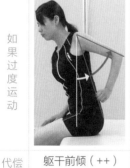 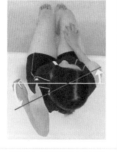

笔记

卧位时的代偿运动是受限制的。

观察要点

- 原则上测量肢体位置为端坐位，但端坐位时在最大活动度的代偿运动比较明显，而俯卧位的代偿运动有所限制。
- 为了准确抑制代偿运动，推荐采用俯卧位测量。

基础演练

测量中的注意点

- 关注俯卧时的代偿运动，即肩胛骨的上抬和后缩（向后运动）。
- 注意被测量者的病史，通过表情和声音来确认其疼痛。

■ 肩关节后伸（向后上举）

基本轴	穿过肩峰，与地面垂直的线（站立位或者坐位）穿过肩峰，与地面平行的线（卧位）
移动轴	肱骨
运动平面	矢状面
活动度参考范围	0~50度

※ 为了稳定躯干所以采用俯卧位测量。

测量流程

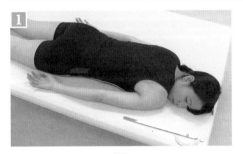

1

- 起始肢体位置。

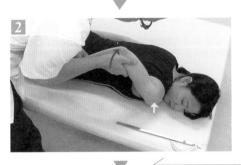

2

- 确认最大被动活动度。
- 肩关节后伸时，会出现肩胛骨的代偿运动。代偿运动出现的位置即为最大活动度。
- 为了不出现"误读"，可设定一个基准，如是否超过了45度，预读大致角度值。

- 将量角器放在已确定的观察角度上。
- 再次使测量侧活动到最大活动度。

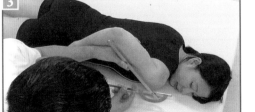

3

- 将量角器置于各轴，从正侧方即时读取测量值。
- ※ 被测量者身体回到起始肢体位置后再读取结果会出现误差。

测量后，回到起始肢体位置。

应用演练（辨别代偿运动和制动测量法）

俯卧位时测量中出现的代偿运动

- 无代偿运动

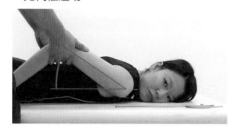

- 有代偿运动

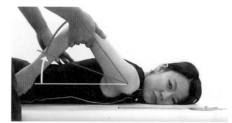

- 伴随过度运动会出现肩胛骨后缩。

- 俯卧位时过度运动导致的代偿运动

矢状面	额状面和水平面
肩胛骨后缩（＋）	无明显变化

制动方法

【徒手操作】

- 测量者将前臂放在被测量者测量侧的肩胛骨背面上部，向检测台方向施加压力，起固定作用。

【给被测量者的指示】

- 如果测量侧的肩关节前侧离开检测台，请告知。

- 难以确认被测量者表情时，请被测量者告知其疼痛与不适。

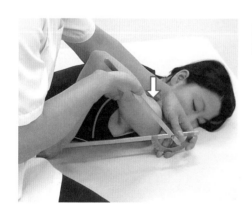

 制动操作的关键点

- 将前臂放在被测量者测量侧的肩胛骨背面上部，防止其上抬，保持躯干上半部分在适当的位置。

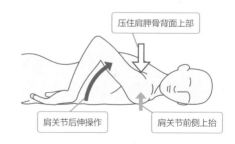

临床应用演练（假设临床坐位的测量）

端坐位时测量中出现的代偿运动

■ 无代偿运动

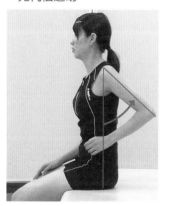

■ 有代偿运动

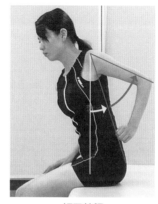

躯干前倾

■ 端坐位时出现的代偿运动

矢状面	水平面
躯干前倾（++） 肩胛骨后缩（++）	躯干向同侧后方旋转（++）

笔记

健康人的代偿运动，可以观察到超出正常的活动度。

椅坐位时的测量

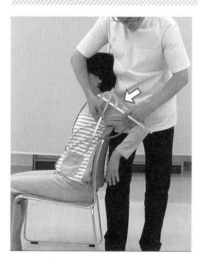

测量的关键点

- 指导被测量者以舒适的姿势接触靠背。
- 基本轴应与靠背边缘平行。
- 将测量者的身体当作"墙壁"，制动被测量者躯干上半部分。
- 为了检测代偿运动，测量者用身体触碰被测量者。
- 因为测量者用前臂难以支撑作为移动轴的肱骨，所以需设法进行量角器的操作。

■ 量角器的操作

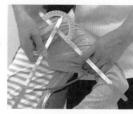
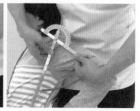

7 肩关节外展（侧向上举）

Shoulder Joint Abduction

概述

运动的特征

- 在额状面上，绕矢状 - 水平轴的关节运动。
- 手臂向上且向外伸展和过顶运动中的重要运动功能。

■ 肩关节外展（侧向上举）

基本轴	穿过肩峰，与地面垂直的线（站立位或者坐位）
移动轴	肱骨
活动度参考范围	0~180度

起始肢体位置　　　最终活动位置

限制因素

肩关节下侧的软组织

- 胸大肌（①）。
- 大圆肌（②）。
- 小圆肌（③）。
- 冈下肌（④）。
- 盂肱韧带下部纤维（⑤）。
- 关节囊下侧等。

应该注意的代偿运动（参照下一页）

- 躯干（尤其是躯干上半部分）向对侧侧屈。
- 躯干向同侧前方旋转。

■ 限制因素

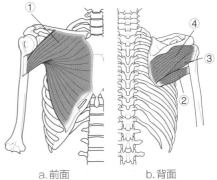

a.前面　　　　b.背面

c.前面

*图片中的箭头 ➡：测量者的操作；⇨：测量者的制动；⇨：代偿运动

测量肢体基本位置和其他位置之间测量条件的比较（代偿运动的比较）

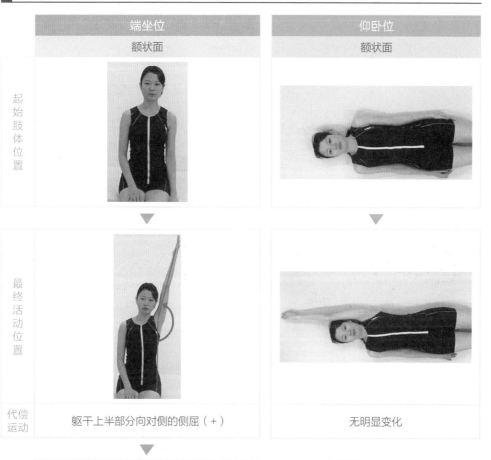

	端坐位	仰卧位
	额状面	额状面
起始肢体位置		
最终活动位置		
代偿运动	躯干上半部分向对侧的侧屈（＋）	无明显变化

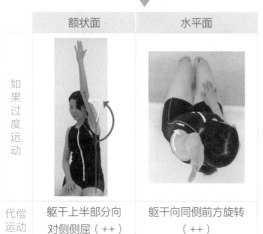

	额状面	水平面
如果过度运动		
代偿运动	躯干上半部分向对侧侧屈（＋＋）	躯干向同侧前方旋转（＋＋）

笔记

- 卧位时的代偿运动是受限制的。
- 在肩关节外展90度的位置保持肩关节外旋。

🔍 **观察要点**

- 原则上测量肢体位置为端坐位，但端坐位时在最大活动度的代偿运动比较明显，而仰卧位的代偿运动有所限制。
- 为了准确抑制代偿运动，推荐采用仰卧位测量。

基础演练

测量中的注意点

- 关注仰卧时的代偿运动，即躯干上半部分向对侧侧屈。
- 注意被测量者的病史，通过表情和声音来确认其疼痛。

■ 肩关节外展（侧向上举）

基本轴	穿过肩峰，与地面垂直的线（站立位或者坐位） 穿过肩峰，与地面平行的线（卧位）
移动轴	肱骨
运动平面	额状面
活动度 参考范围	0~180度

※ 为了稳定躯干所以采用仰卧位测量。

测量流程

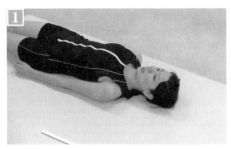

- 起始肢体位置。

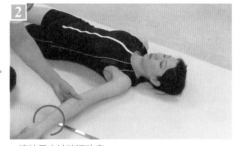

- 确认最大被动活动度。
- 在肩关节外展90度的位置保持肩关节外旋。

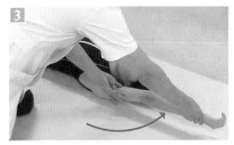

- 肩关节外展时，会出现躯干上半部分和肩胛骨的代偿运动。代偿运动出现的位置即为最大活动度。
- 为了不出现"误读"，可设定一个基准，如是否超过了90度或者135度，预读大致角度值。
- 将量角器放在已确定的观察角度上。

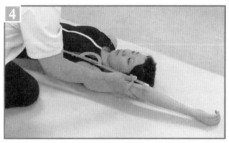

- 再次使测量侧活动到最大活动度。
- 将量角器置于各轴，从正上方即时读取测量值。
- ※被测量者身体回到起始肢体位置后再读取结果会出现误差。

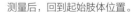

测量后，回到起始肢体位置。

应用演练（辨别代偿运动和制动测量法）

仰卧位时测量中出现的代偿运动

■ 无代偿运动

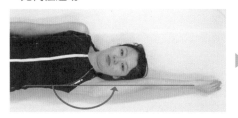

■ 有代偿运动

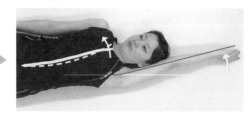

● 伴随过度运动会出现躯干上半部分向对侧侧屈。

■ 仰卧位时过度运动导致的代偿运动

额状面	矢状面和水平面
躯干上半部分向对侧侧屈（＋）	无明显变化

制动方法

【徒手操作】

● 进行从对侧牵引的外展操作。

● 测量者用下肢外侧抵住被测量者对侧肩膀外侧，将下肢当作"墙壁"，起制动作用。

【给被测量者的指示】

● 如果躯干背面在检测台上移动，请告知。

● 过度运动时，请保持颈部向对侧侧屈的姿势。

● 如果肩膀出现疼痛，请马上告知。

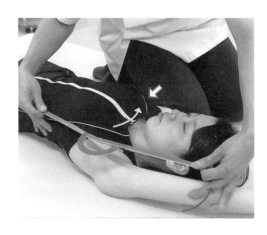

 制动操作的关键点

● 测量者用下肢外侧制动代偿运动，使躯干上半部分保持在适当位置。

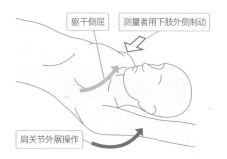

躯干侧屈ㅤ测量者用下肢外侧制动

肩关节外展操作

临床应用演练（假设临床坐位的测量）

端坐位时测量中出现的代偿运动

- **无代偿运动**
- **有代偿运动**

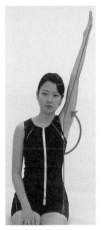

外展限制（＋）

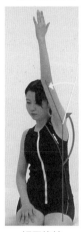

躯干旋转

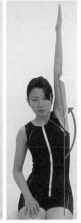

躯干侧屈

- **端坐位时出现的代偿运动**

额状面	水平面
躯干上半部分向对侧侧屈（++）	躯干向同侧前方旋转（++）

笔记

健康人的代偿运动，可以观察到超出正常的活动度。

椅坐位时的测量

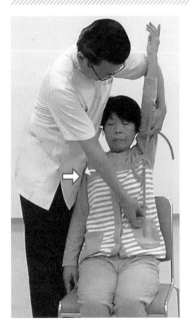

 测量的关键点

- 指导被测量者以舒适的姿势接触靠背。
- 基本轴应与靠背边缘平行。
- 将测量者的身体当作"墙壁"，制动被测量者躯干上半部分。
- 为了检测代偿运动，测量者用身体触碰被测量者。

- **量角器的操作**

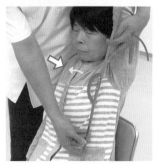

- 测量者用前臂支撑作为移动轴的肱骨的同时进行量角器的操作。

8 肩关节内收

概述

运动的特征

- 在额状面上，绕矢状－水平轴的关节运动。
- 肩关节向内收的重要运动功能。

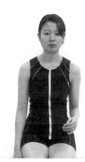
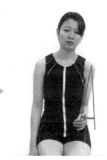

起始肢体位置　　　　最终活动位置

■ 肩关节内收

基本轴	穿过肩峰，与地面垂直的线（站立位或者坐位）
移动轴	肱骨
活动度参考范围	0~0度

限制因素

肩关节外侧的软组织

- 三角肌中束（①）。
- 冈上肌（②）。
- 喙肱韧带（③）。
- 盂肱韧带上部纤维（④）。
- 关节囊上侧等。

※上肢与骨盆、腹部相碰（参照下一页的笔记）。

应该注意的代偿运动（参照下一页）

- 躯干（尤其是躯干上半部分）向同侧侧屈。
- 躯干向同侧前方旋转。
- 肩胛骨前伸（向前运动）。

■ 限制因素

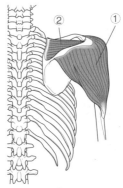

a. 背面

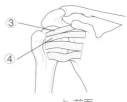

b. 前面

*图片中的箭头 ➡：测量者的操作；⇨：测量者的制动；⇨：代偿运动

测量肢体基本位置和其他位置之间测量条件的比较（代偿运动的比较）

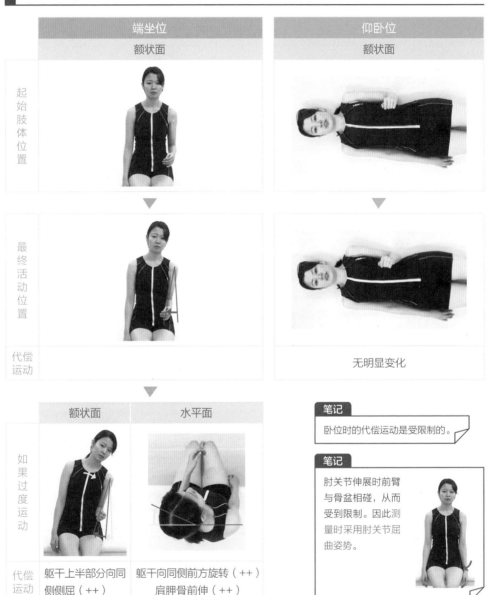

	端坐位 额状面	仰卧位 额状面
起始肢体位置		
最终活动位置		
代偿运动		无明显变化

	额状面	水平面
如果过度运动		
代偿运动	躯干上半部分向同侧侧屈（++）	躯干向同侧前方旋转（++） 肩胛骨前伸（++）

笔记

卧位时的代偿运动是受限制的。

笔记

肘关节伸展时前臂与骨盆相碰，从而受到限制。因此测量时采用肘关节屈曲姿势。

观察要点

- 原则上测量肢体位置为端坐位，但端坐位时在最大活动度的代偿运动比较明显，而仰卧位的代偿运动有所限制。
- 为了准确抑制代偿运动，推荐采用仰卧位测量。

基础演练①

测量中的注意点

- 关注仰卧时的代偿运动，即躯干上半部分向同侧的侧屈运动。
- 注意被测量者的病史，通过表情和声音来确认其疼痛。

■ 肩关节内收

基本轴	穿过肩峰，与地面垂直的线（站立位或者坐位）穿过肩峰，与地面平行的线（卧位）
移动轴	肱骨
运动平面	额状面
活动度参考范围	0~0度

※ 为了稳定躯干所以采用仰卧位测量。

测量流程

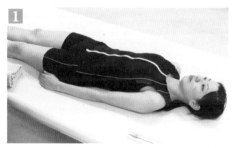

1

- 起始肢体位置。

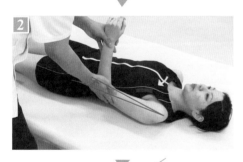

2

- 确认最大被动活动度。
- 肩关节内收时，会出现躯干上半部分和肩胛骨的代偿运动。代偿运动出现的位置即为最大活动度。
- 为了不出现"误读"，预读大致角度值。

> - 将量角器放在已确定的观察角度上。
> - 抬高肱骨远端以使肱骨处于额状面。
> - 再次使测量侧活动到最大活动度。

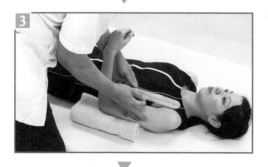

3

- 将量角器置于各轴，从正侧方即时读取测量值。
- ※ 被测量者身体回到起始肢体位置后再读取结果会出现误差。

测量后，回到起始肢体位置。

基础演练②（其他方法）

测量中的注意点

- 由于前一页中的方法测量的并不是最大关节功能，因此根据前胸组织的体积测量增加肩关节前屈角度的内收运动，以测量最大活动度。
- 在记录结果时，有必要记录肩关节的前屈角度。
- 如果操作过度或者使被测量者感到不适，就会出现躯干上半部分向同侧的侧屈运动。
- 注意被测量者的病史，通过表情和声音来确认其疼痛。

■ 肩关节内收

基本轴	穿过肩峰，与地面垂直的线（站立位）穿过肩峰，与地面平行的线（卧位）
移动轴	肱骨
运动平面	原则上是额状面
活动度参考范围	0~75度

※ 为了稳定躯干所以采用仰卧位测量。

测量流程

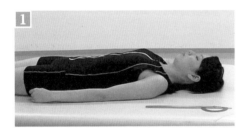

1

- 起始肢体位置。

▼

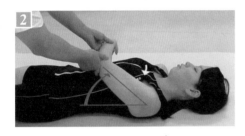

2

- 确认最大被动活动度。
- 上臂向胸大肌等胸前软组织的运动受限。
- 肩关节内收时，会出现躯干上半部分和肩胛骨的代偿运动。代偿运动出现的位置即为最大活动度。
- 为了不出现"误读"，预读大致角度值。

> - 将量角器放在已确定的观察角度上。
> - 再次使测量侧活动到最大活动度。

▼

3

- 将量角器置于各轴，从正侧方即时读取测量值。
- ※ 被测量者身体回到起始肢体位置后再读取结果会出现误差。

▼

测量后，回到起始肢体位置。

应用演练（辨别代偿运动和制动测量法）

仰卧位时测量中出现的代偿运动

■ 无代偿运动

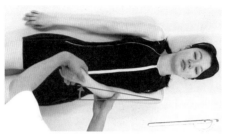

● 通过其他方法测量肩关节内收最大活动度。

■ 有代偿运动

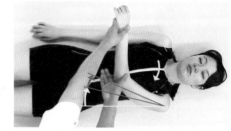

● 过度内收肩关节时，躯干上半部分向同侧侧屈，导致测量结果偏小。

■ 仰卧位时过度运动导致的代偿运动

额状面	矢状面和水平面
躯干上半部分向同侧侧屈（＋）	无明显变化

制动方法

【徒手操作】

● 测量者用下肢外侧抵住被测量者对侧肩膀外侧，将下肢当作"墙壁"，起制动作用。

【给被测量者的指示】

● 如果躯干背面在检测台上移动，请告知。

● 如果出现疼痛，请马上告知。

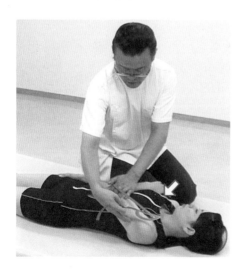

 制动操作的关键点

● 测量者用下肢外侧制动代偿运动，使躯干上半部分保持在适当位置。

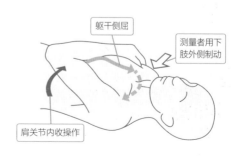

临床应用演练（假设临床坐位的测量）

端坐位时测量中出现的代偿运动

■ 无代偿运动

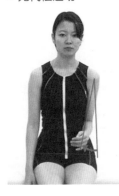

■ 有代偿运动

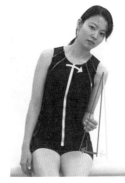

躯干上半部分侧屈

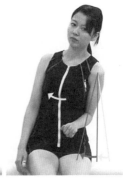

躯干旋转

■ 端坐位时出现的代偿运动

额状面	水平面
躯干上半部分向同侧侧屈（++）	躯干向同侧前方旋转（++） 肩胛骨前伸（++）

笔记

健康人的代偿运动，可以观察到超出正常的活动度。

椅坐位时的测量

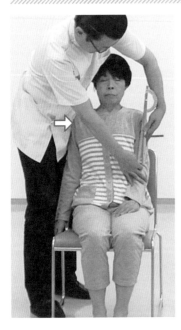

 测量的关键点

- 指导被测量者以舒适的姿势接触靠背。

- 基本轴应与靠背边缘平行。

- 将测量者的身体当作"墙壁"，制动被测量者躯干上半部分。

- 为了检测代偿运动，测量者用身体触碰被测量者。

- 因为测量者用前臂难以支撑作为移动轴的肱骨，所以需设法进行量角器的操作。

■ 量角器的操作

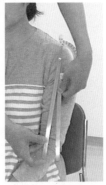

9 肩关节内旋

概述 📖

运动的特征

- 在水平面上，沿额状轴和矢状轴的关节运动。
- 手臂向内旋转和向身体正前方运动中的重要运动功能。

■ 肩关节内旋

基本轴	穿过肘关节，与额状面垂直的线
移动轴	尺骨
活动度参考范围	0~80度

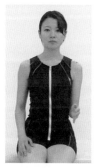 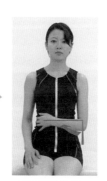

起始肢体位置　　　最终活动位置

限制因素

肩关节后侧的软组织

- 三角肌后束（①）。
- 小圆肌（②）。
- 冈下肌（③）。
- 关节囊后侧和外侧等。

■ 限制因素

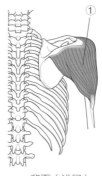 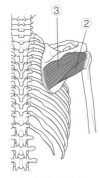

a.背面（浅层）　　　b.背面（深层）

应该注意的代偿运动（参照下一页）

- 躯干向同侧前方旋转。
- 肩胛骨前伸（向前运动）。
- 肩关节前屈。

*图片中的箭头 ➡：测量者的操作；⇨：测量者的制动；⇨：代偿运动

63

测量肢体基本位置和其他位置之间测量条件的比较（代偿运动的比较）

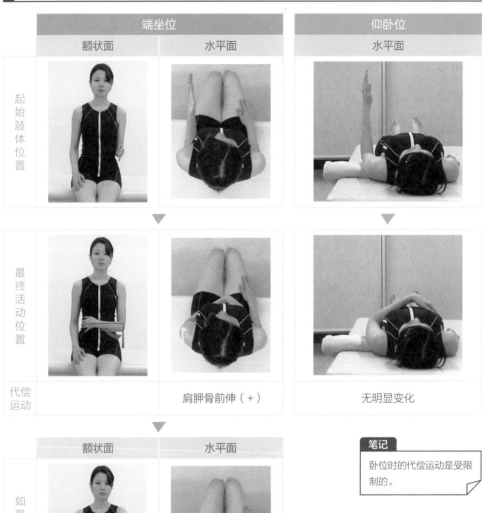

	端坐位		仰卧位
	额状面	水平面	水平面
起始肢体位置			
最终活动位置			
代偿运动		肩胛骨前伸（+）	无明显变化

	额状面	水平面
如果过度运动		
代偿运动	肘关节向前方移动（++） （肩关节前屈）	肩胛骨前伸（++） 躯干向同侧前方旋转 （++）

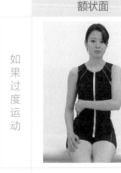

笔记

卧位时的代偿运动是受限制的。

观察要点

- 原则上测量肢体位置为端坐位，但端坐位时在最大活动度的代偿运动比较明显，而仰卧位的代偿运动有所限制。
- 为了准确抑制代偿运动，推荐采用仰卧位测量。

基础演练①

测量中的注意点

- 将肱骨置于体侧，使之与检测台平行。
- 测量前臂（移动轴）移动至与腹部相碰时的运动角度。
- 注意被测量者的病史，通过表情和声音来确认其疼痛。

■ 肩关节内旋

基本轴	穿过肘关节，与额状面垂直的线
移动轴	尺骨
运动平面	水平面
活动度参考范围	0~80度

测量流程

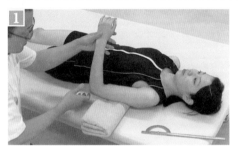

1

- 起始肢体位置。
- 为了让肱骨与检测台平行，将其垫高。
- 不要让辅助工具与前臂接触。

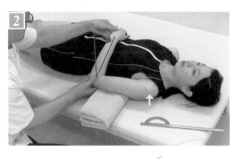

2

- 确认最大被动活动度。
- 肩关节内旋时，会出现躯干上半部分和肩胛骨的代偿运动。代偿运动出现的位置即为最大活动度。
- 为了不出现"误读"，可设定一个基准，如是否超过了45度，预读大致角度值。

- 将量角器放在已确定的观察角度上。
- 再次使测量侧活动到最大活动度。

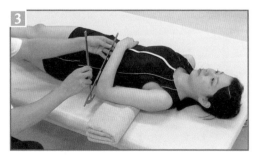

3

- 将量角器置于各轴，从正侧方即时读取测量值。
- ※ 被测量者身体回到起始肢体位置后再读取结果会出现误差。

测量后，回到起始肢体位置。

基础演练②（其他方法）

■ 肩关节内旋

基本轴	穿过肘关节，与额状面垂直的线
移动轴	尺骨
运动平面	矢状面
活动度参考范围	0~70度

■ 其他方法：肩关节外展90度

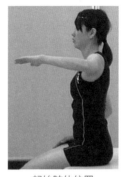

起始肢体位置

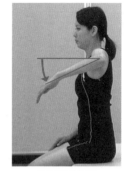

最终活动位置

肱骨处于中立位时肩关节内旋的问题点

【测量】

● 由于前臂向腹部的运动受限（右图），因此不可能测量最大活动度。

● 特别肥胖的被测量者受到的限制会更明显。

【其他方法】

● 肩关节外展90度时可以避免前臂与腹部相碰（下图）。

● 肩关节外展90度时，前臂向床面移动。

■ 其他方法

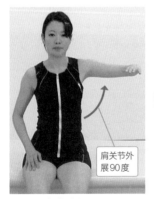

肩关节外展90度

起始肢体位置

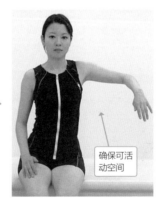

确保可活动空间

最终活动位置

■ 肱骨处于中立位时的测量（基本方法）

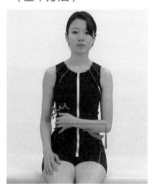

前臂与腹部相碰

 测量的关键点

● 肩关节与肘关节同高。

● 保持肩关节处于水平屈曲和水平伸展的中立位。

● 注意躯干上半部分的屈曲和侧屈伴随的姿势异常。

基础演练③（其他方法）

测量中的注意点

● 肩关节外展90度时，注意固定肱骨。

● 在测量中注意保持肩关节外展角度不变。

● 注意代偿运动，即肱骨抬起时伴随的肩胛骨前伸。

● 注意被测量者的病史，通过表情和声音来确认其疼痛。

■ 肩关节内旋

基本轴	穿过肘关节，与额状面垂直的线
移动轴	尺骨
运动平面	矢状面
活动度参考范围	0~70度

测量流程

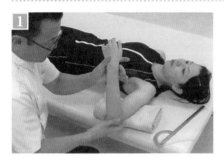

● 起始肢体位置。

● 为了让肱骨与检测台平行，将其垫高。

● 不要让辅助工具与前臂接触。

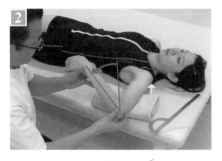

● 确认最大被动活动度。

● 肩关节内旋时，会出现躯干上半部分和肩胛骨的代偿运动。代偿运动出现的位置即为最大活动度。

● 为了不出现"误读"，可设定一个基准，如是否超过了45度，预读大致角度值。

> ● 将量角器放在已确定的观察角度上。
>
> ● 再次使测量侧活动到最大活动度。

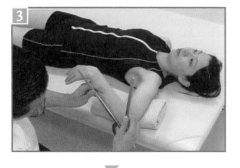

● 将量角器置于各轴，从正侧方即时读取测量值。

※ 被测量者身体回到起始肢体位置后再读取结果会出现误差。

测量后，回到起始肢体位置。

应用演练（辨别代偿运动和制动测量法）

仰卧位时测量中出现的代偿运动

■ 有代偿运动

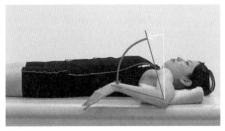 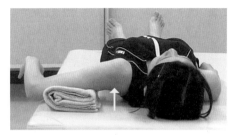

- 伴随肱骨的抬起会出现肩胛骨前伸。
- 肩关节内旋至接近最终活动位置时，出现肩胛骨前伸。

■ 仰卧位时过度运动导致的代偿运动

水平面	额状面和矢状面
肩胛骨前伸（＋）	无明显变化

制动方法

【徒手操作】

- 测量者用前臂将被测量者测量侧的肩关节前侧向检测台方向压，使其稳定。

【给被测量者的指示】

- 如果测量侧的肩胛骨上抬，请告知。
- 如果出现疼痛，请马上告知。

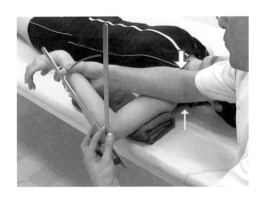

 制动操作的关键点

- 测量者用前臂稳定被测量者测量侧的肩关节，使躯干上半部分保持在适当位置。

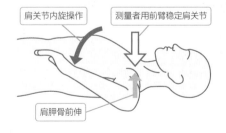

肩关节内旋操作　测量者用前臂稳定肩关节

肩胛骨前伸

临床应用演练（假设临床坐位的测量）

端坐位时测量中出现的代偿运动

■ 无代偿运动

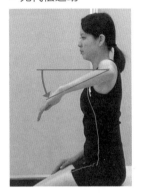

■ 有代偿运动

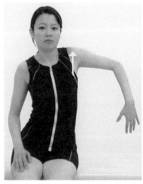 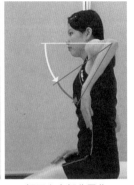

肩胛骨上抬，躯干上半部分侧屈　　躯干上半部分屈曲

■ 端坐位时出现的代偿运动

额状面和矢状面	水平面
躯干上半部分屈曲（++） 躯干上半部分侧屈（++） 肩胛骨上抬（++）	躯干明显向同侧旋转（++） 肩胛骨前伸（++）

> **笔记**
>
> 健康人的代偿运动，可以观察到超出正常的活动度。

椅坐位时的测量

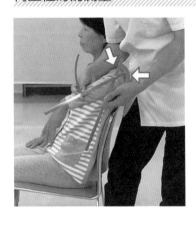

测量的关键点

- 指导被测量者以舒适的姿势接触靠背。
- 测量的基本轴应与靠背边缘垂直。
- 将测量者的身体当作"墙壁"，制动被测量者躯干上半部分。
- 为了检测代偿运动，测量者用身体触碰被测量者。
- 测量者用前臂对被测量者肱骨头部位施加向下的压力以使其稳定。

■ 量角器的操作

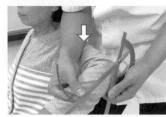 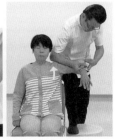

10 肩关节外旋

Shoulder Joint External Rotation

概述

运动的特征

- 在水平面上，沿额状轴和矢状轴的关节运动。
- 手臂向外旋转和向头部后方运动中的重要运动功能。

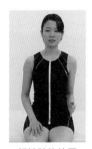

起始肢体位置

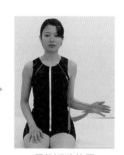

最终活动位置

限制因素

肩关节前侧（部分侧方）的软组织

- 胸大肌（①）。
- 大圆肌（②）。
- 肩胛下肌（③）。
- 三角肌前束（④）。
- 盂肱韧带（⑤）。
- 喙肱韧带（⑥）。
- 关节囊前侧等。

应该注意的代偿运动（参照下一页）

- 肩胛骨后缩（向后运动）。
- 躯干上半部分向同侧后方旋转。
- 躯干上半部分向同侧侧屈。

■ 肩关节外旋

基本轴	穿过肘关节，与额状面垂直的线
移动轴	尺骨
活动度参考范围	0~60度

■ 限制因素

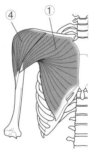

a. 前面

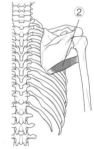

b. 背面

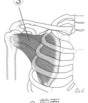

c. 前面

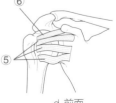

d. 前面

*图片中的箭头 ➡ ：测量者的操作；⇨ ：测量者的制动；⇨ ：代偿运动

70

测量肢体基本位置和其他位置之间测量条件的比较（代偿运动的比较）

	端坐位	仰卧位
	额状面	水平面
起始肢体位置	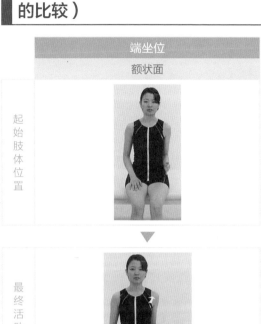	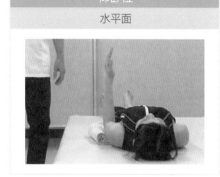
最终活动位置		
代偿运动	肩胛骨后缩（＋） 躯干上半部分向同侧后方旋转（＋）	无明显变化

	额状面	水平面
如果过度运动	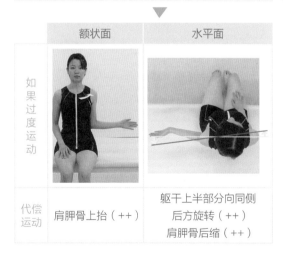	
代偿运动	肩胛骨上抬（＋＋）	躯干上半部分向同侧后方旋转（＋＋） 肩胛骨后缩（＋＋）

笔记

卧位时的代偿运动是受限制的。

🔍 **观察要点**

- 原则上测量肢体位置为端坐位，但端坐位时在最大活动度的代偿运动比较明显，而仰卧位的代偿运动有所限制。

- 为了准确抑制代偿运动，推荐采用仰卧位测量。

基础演练①

测量中的注意点

- 将肱骨置于体侧，使之与检测台平行。
- 加上肩关节外展运动，要注意基本轴有可能变得不稳定。
- 注意被测量者的病史，通过表情和声音来确认其疼痛。

■ 肩关节外旋

基本轴	穿过肘关节，与额状面垂直的线
移动轴	尺骨
运动平面	水平面
活动度参考范围	0~60度

测量流程

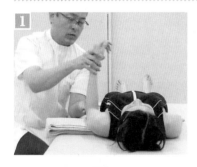

- 起始肢体位置。
- 为了让肱骨与检测台平行，将其垫高。
- 不要让辅助工具与前臂接触。

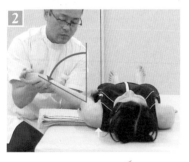

- 确认最大被动活动度。
- 肩关节外旋时，会出现躯干上半部分和肩胛骨的代偿运动。代偿运动出现的位置即为最大活动度。
- 为了不出现"误读"，可设定一个基准，如是否超过了45度，预读大致角度值。

> - 将量角器放在已确定的观察角度上。
> - 再次使测量侧活动到最大活动度。

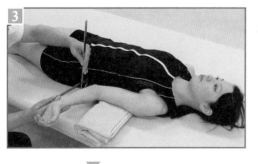

- 将量角器置于各轴，从正侧方即时读取测量值。
- ※ 被测量者身体回到起始肢体位置后再读取结果会出现误差。

测量后，回到起始肢体位置。

基础演练②（其他方法）

■ 肩关节外旋

基本轴	穿过肘关节，与额状面垂直的线
移动轴	尺骨
运动平面	矢状面
活动度参考范围	0~90度

■ 其他方法：肩关节外展90度

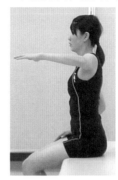 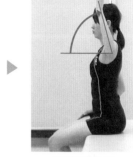

起始肢体位置　　　　　　　最终活动位置

肱骨处于中立位时肩关节外旋的问题点

【测量】

● 考虑到肩关节外旋时的其他测量方法的精确性，因此设定为肩关节外展姿势。

【其他方法】

● 肩关节外展90度时使前臂向头部移动（下图）。

■ 其他方法

■ 肱骨处于中立位时的测量（基本方法）

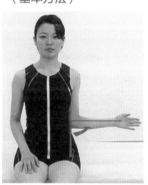

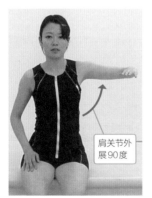

肩关节外展90度

确保可活动空间

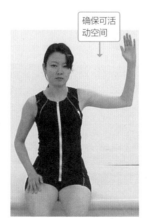

起始肢体位置　　　　　　　最终活动位置

 测量的关键点

● 肩关节与肘关节同高。

● 保持肩关节处于水平屈曲和水平伸展的中立位。

● 注意躯干上半部分的伸展和侧屈伴随的姿势异常。

基础演练③（其他方法）

测量中的注意点

- 肩关节外展90度时，注意稳定肱骨。
- 在测量中注意保持肩关节外展角度不变。
- 鉴于躯干上半部分伸展时会伴随出现腰椎前凸的代偿运动，应提前上抬并屈曲膝关节，屈曲髋关节。
- 注意被测量者的病史，通过表情和声音来确认其疼痛。

■ 肩关节外旋

基本轴	穿过肘关节，与额状面垂直的线
移动轴	尺骨
运动平面	矢状面
活动度参考范围	0~90度

测量流程

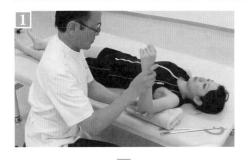

- 起始肢体位置。
- 为了让肱骨与检测台平行，将其垫高。
- 不要让辅助工具与前臂接触。

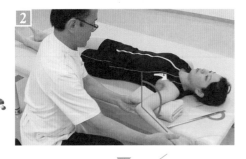

- 确认最大被动活动度。
- 肩关节外旋时，会出现躯干上半部分和肩胛骨的代偿运动。代偿运动出现的位置即为最大活动度。
- 为了不出现"误读"，可设定一个基准，如是否超过了45度，预读大致角度值。

> - 将量角器放在已确定的观察角度上。
> - 再次使测量侧活动到最大活动度。

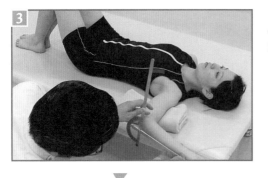

- 将量角器置于各轴，从正侧方时即读取测量值。
- ※被测量者身体回到起始肢体位置后再读取结果会出现误差。

测量后，回到起始肢体位置。

应用演练（辨别代偿运动和制动测量法）

仰卧位时测量中出现的代偿运动

■ 膝关节伸展位

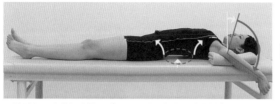

● 伴随躯干上半部分伸展出现明显的腰椎前凸（◌处）。

■ 膝关节屈曲位

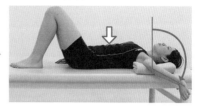

● 通过稳定腰椎消除代偿运动。

■ 膝关节伸展位时出现的代偿运动

矢状面	额状面和水平面
躯干上半部分伸展（＋） 骨盆前倾（＋） 腰椎前凸（＋）	无明显变化

制动方法

【徒手操作】

● 制动并不是通过测量者的身体接触来实现的。

【给被测量者的指示】

● 屈曲膝关节，使髋关节屈曲。

● 让被测量者收缩腹肌，有意识地避免腰部上抬。

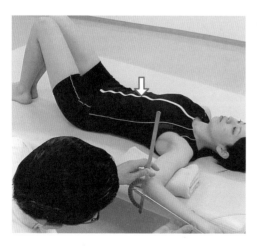

制动操作的关键点

● 通过髋关节屈曲和有意识地收缩腹肌，可使躯干上半部分保持在适当位置。

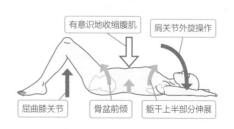

临床应用演练（假设临床坐位的测量）

端坐位时测量中出现的代偿运动

■ 无代偿运动

■ 有代偿运动

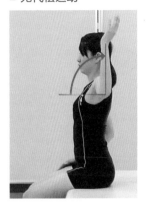

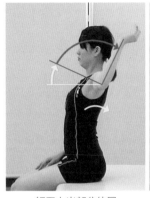

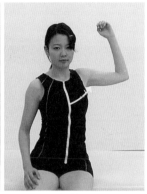

躯干上半部分伸展

躯干旋转与侧屈

■ 端坐位时出现的代偿运动

矢状面	水平面
躯干上半部分伸展和侧屈（++） 肩胛骨后缩（++） 骨盆前倾和腰椎前凸（++）	躯干明显向同侧后方旋转（++）

笔记

健康人的代偿运动，可以观察到超出正常的活动度。

椅坐位时的测量

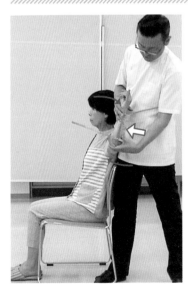

📐 测量的关键点

● 指导被测量者以舒适的姿势接触靠背。

● 基本轴应与靠背边缘垂直。

● 将测量者的身体当作"墙壁"，制动被测量者躯干上半部分。

● 为了检测代偿运动，测量者用身体触碰被测量者。

● 由于对前臂的操作，上臂容易变得不稳定，测量时要时常注意肘关节的位置。

■ 量角器的操作

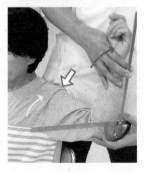

11 肩关节水平屈曲（水平内收）

Shoulder Joint Horizontal Flexion (Horizontal Adduction)

概述

运动的特征

- 在水平面上，沿额状轴和矢状轴的关节运动。
- 手臂向身体前侧，特别是体表前侧运动中的重要运动功能。

■ 肩关节水平屈曲（水平内收）

基本轴	穿过肩峰，与矢状面垂直的线
移动轴	肱骨
活动度参考范围	0~135度

※ 由于肘关节屈曲时受到肱三头肌长头的限制，所以测量时采用肘关节伸展姿势。

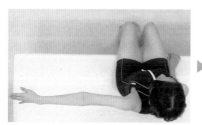 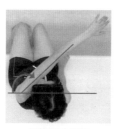

起始肢体位置　　　　　最终活动位置

限制因素

肩关节后侧（部分侧方）的软组织

- 三角肌后束（①）。
- 肱三头肌长头（②）。
- 背阔肌（③）。
- 小圆肌（④）。
- 冈下肌（⑤）。
- 关节囊后侧和外侧等。

■ 限制因素

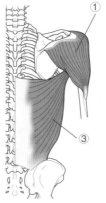 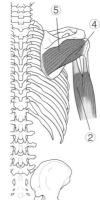

a. 背面（浅层）　　b. 背面（深层）

应该注意的代偿运动（参照下一页）

- 躯干上半部分向同侧前方旋转。
- 肩胛骨前伸（向前运动）。
- 躯干上半部分向对侧侧屈。

*图片中的箭头 ➡：测量者的操作；⇨：测量者的制动；⇨：代偿运动

测量肢体基本位置和其他位置之间测量条件的比较（代偿运动的比较）

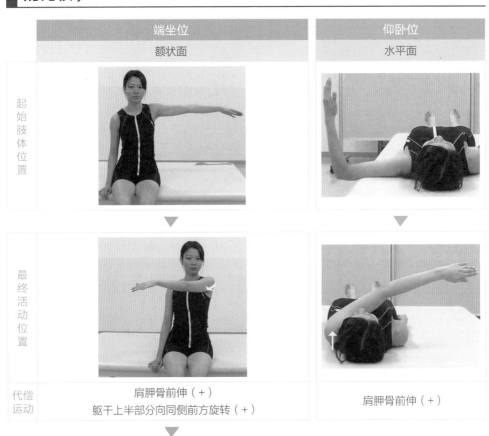

	端坐位	仰卧位
	额状面	水平面
起始肢体位置		
最终活动位置		
代偿运动	肩胛骨前伸（＋） 躯干上半部分向同侧前方旋转（＋）	肩胛骨前伸（＋）

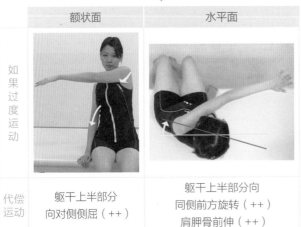

	额状面	水平面
如果过度运动		
代偿运动	躯干上半部分向对侧侧屈（＋＋）	躯干上半部分向同侧前方旋转（＋＋） 肩胛骨前伸（＋＋）

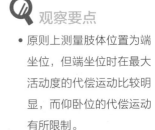

笔记

卧位时的代偿运动是受限制的。

观察要点

• 原则上测量肢体位置为端坐位，但端坐位时在最大活动度的代偿运动比较明显，而仰卧位的代偿运动有所限制。

• 为了准确抑制代偿运动，推荐采用仰卧位测量。

基础演练

测量中的注意点

● 关注仰卧时的代偿运动，即肩胛骨前伸。

● 注意被测量者的病史，通过表情和声音来确认其疼痛。

■ 肩关节水平屈曲（水平内收）

基本轴	穿过肩峰，与矢状面垂直的线
移动轴	肱骨
运动平面	水平面
活动度参考范围	0~135度

测量流程

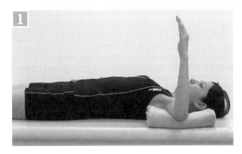

● 起始肢体位置。

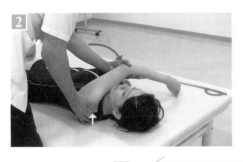

● 确认最大被动活动度。

● 肩关节水平屈曲时，会出现躯干上半部分和肩胛骨的代偿运动。代偿运动出现的位置即为最大活动度。

● 为了不出现"误读"，可设定一个基准，如是否超过了45度或90度，预读大致角度值。

> ● 将量角器放在已确定的观察角度上。
> ● 再次使测量侧活动到最大活动度。

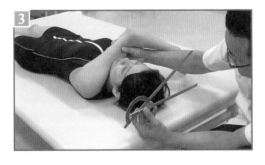

● 将量角器置于各轴，从正侧方即时读取测量值。

※ 被测量者身体回到起始肢体位置后再读取结果会出现误差。

测量后，回到起始肢体位置。

应用演练（辨别代偿运动和制动测量法）

仰卧位时测量中出现的代偿运动

■ 无代偿运动

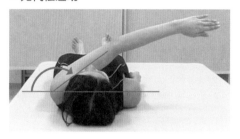

■ 有代偿运动

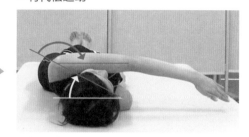

● 肩胛骨持续前伸，躯干上半部分出现旋转。

■ 仰卧位时过度运动导致的代偿运动

水平面	额状面和矢状面
肩胛骨前伸（++） 躯干上半部分向同侧前方旋转（++）	无明显变化

制动方法

【徒手操作】

● 测量者进行测量操作，向肱骨近端的长轴方向进行"挤压操作"。

※ 在被测量者的头顶单手操作量角器。

【给被测量者的指示】

● 如果测量侧的肩胛骨上抬，请告知。

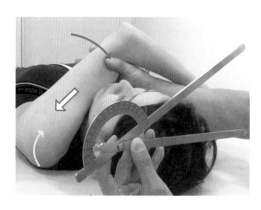

 制动操作的关键点

● 向肱骨近端的长轴方向进行"挤压操作"，使肩胛骨保持在适当位置。

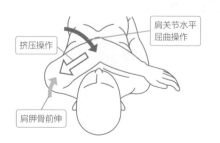

临床应用演练（假设临床坐位的测量）

端坐位时测量中出现的代偿运动

■ 无代偿运动

■ 有代偿运动

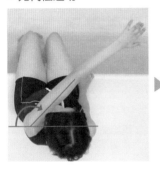

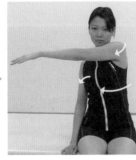

躯干上半部分侧屈

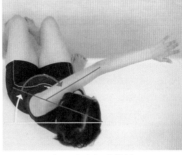

躯干上半部分旋转

■ 端坐位时出现的代偿运动

额状面	水平面
躯干上半部分向对侧侧屈（++）	躯干上半部分向同侧前方旋转（++） 肩胛骨前伸（++）

> **笔记**
>
> 健康人的代偿运动，可以观察到超出正常的活动度。

椅坐位时的测量

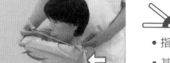

测量的关键点

- 指导被测量者以舒适的姿势接触靠背。
- 基本轴应与靠背边缘平行。
- 将测量者的身体当作"墙壁"，制动被测量者躯干上半部分。
- 为了检测代偿运动，测量者用身体触碰被测量者。
- 将后颈部设定为基本轴，在操作作为移动轴的肱骨时进行量角器的操作。

■ 量角器的操作

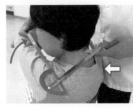

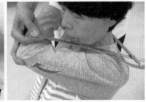

12 肩关节水平伸展（水平外展）

Shoulder Joint Horizontal Extension（Horizontal Abduction）

概述

运动的特征

- 在水平面上，沿额状轴和矢状轴的关节运动。
- 手臂向身体后侧，特别是体表后侧伸展中的重要运动功能。

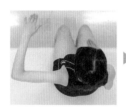

起始肢体位置　　　　最终活动位置

限制因素

肩关节前侧（部分侧方）的软组织

- 三角肌前束（①）。
- 胸大肌（②）。
- 喙肱肌（③）。
- 肱二头肌短头（④）。
- 喙肱韧带（⑤）。
- 盂肱韧带（⑥）。
- 关节囊前侧等。

应该注意的代偿运动（参照下一页）

- 躯干上半部分向同侧后方旋转。
- 肩胛骨后缩（向后运动）。
- 躯干上半部分向对侧侧屈。

■ 肩关节水平伸展（水平外展）

基本轴	穿过肩峰，与矢状面垂直的线
移动轴	肱骨
活动度参考范围	0~30度

※ 由于肘关节伸展时受到肱二头肌长头的限制，所以测量时采用肘关节屈曲姿势。

■ 限制因素

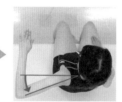
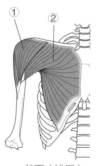
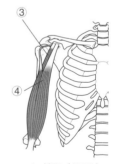

a.前面（浅层）　　b.前面（深层）

c.前面

*图片中的箭头➡：测量者的操作；⇨：测量者的制动；⇨：代偿运动

82

测量肢体基本位置和其他位置之间测量条件的比较（代偿运动的比较）

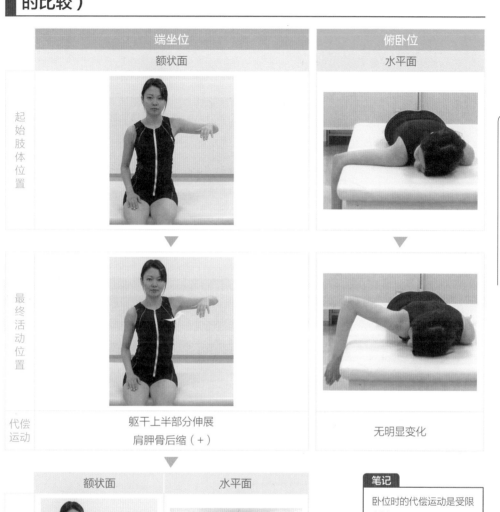

	端坐位	俯卧位
	额状面	水平面
起始肢体位置		
最终活动位置		
代偿运动	躯干上半部分伸展 肩胛骨后缩（＋）	无明显变化

	额状面	水平面
如果过度运动	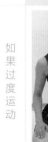	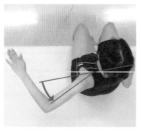
代偿运动	躯干上半部分 向对侧侧屈（＋＋）	躯干上半部分向 同侧后方旋转（＋＋） 肩胛骨后缩（＋＋）

笔记

卧位时的代偿运动是受限制的。

观察要点

- 原则上测量肢体位置为端坐位，但端坐位时在最大活动度的代偿运动比较明显，而俯卧位的代偿运动有所限制。
- 为了准确抑制代偿运动，推荐采用俯卧位测量。

83

基础演练

测量中的注意点

- 关注俯卧时的代偿运动，即肩胛骨后缩。
- 注意被测量者的病史，通过表情和声音来确认其疼痛。

■ 肩关节水平伸展（水平外展）

基本轴	穿过肩峰，与矢状面垂直的线
移动轴	肱骨
运动平面	水平面
活动度参考范围	0~30度

测量流程

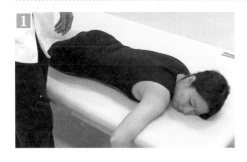

- 起始肢体位置。

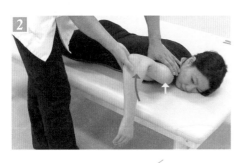

- 确认最大被动活动度。
- 肩关节水平伸展时，会出现躯干上半部分和肩胛骨的代偿运动。代偿运动出现的位置即为最大活动度。
- 为了不出现"误读"，可设定一个基准，预读大致角度值。

- 将量角器放在已确定的观察角度上。
- 再次使测量侧活动到最大活动度。

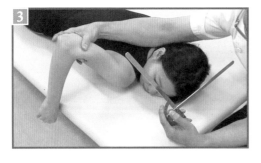

- 将量角器置于各轴，从正侧方即时读取测量值。
- ※ 被测量者身体回到起始肢体位置后再读取结果会出现误差。

测量后，回到起始肢体位置。

应用演练（辨别代偿运动和制动测量法）

俯卧位时测量中出现的代偿运动

■ 无代偿运动

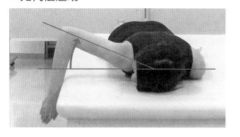

■ 有代偿运动

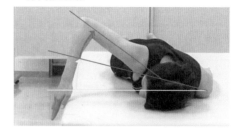

● 肩胛骨持续后缩，躯干上半部分出现旋转。

■ 俯卧位时过度运动导致的代偿运动

水平面	额状面和矢状面
肩胛骨后缩（++） 躯干上半部分向同侧后方旋转（++）	无明显变化

制动方法

【徒手操作】

● 测量者进行测量操作，向肱骨近端的长轴方向进行"挤压操作"。

● 测量者用前臂制动躯干的代偿运动。

※ 在被测量者的头顶单手操作量角器。

【给被测量者的指示】

● 如果测量侧的前胸上抬，请告知。

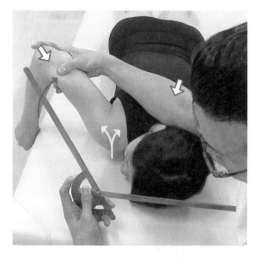

 制动操作的关键点

● 向肱骨近端长轴方向进行"挤压操作"，使肩胛骨保持在适当位置。

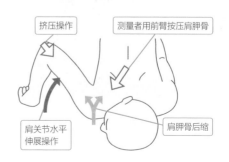

挤压操作　　测量者用前臂按压肩胛骨

肩关节水平伸展操作　　肩胛骨后缩

临床应用演练（假设临床坐位的测量）

端坐时测量中出现的代偿运动

■ 无代偿运动

■ 有代偿运动

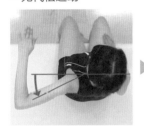

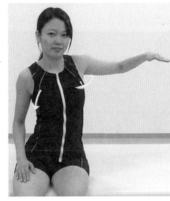

躯干上半部分侧屈和旋转

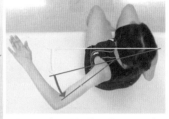

躯干上半部分旋转和肩胛骨后缩

■ 坐位时出现的代偿运动

额状面	水平面
躯干上半部分向对侧侧屈（++）	躯干上半部分向同侧后方旋转（++） 肩胛骨后缩（++）

> **笔记**
>
> 健康人的代偿运动，可以观察到超出正常的活动度。

椅坐位时的测量

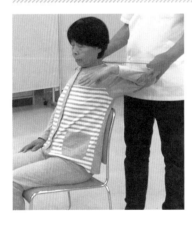

测量的关键点

- 指导被测量者以舒适的姿势接触靠背。
- "基本轴"应与靠背边缘平行。
- 将测量者的身体当作"墙壁"，制动被测量者躯干上半部分。
- 为了检测代偿运动，测量者用身体触碰被测量者。
- 将后颈部设定为基本轴。
- 在操作作为移动轴的肱骨时进行量角器的操作。

■ 量角器的操作

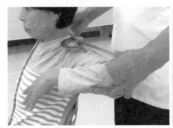

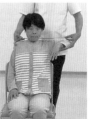

13 肘关节屈曲

Elbow Joint Flexion

概述

运动的特征

- 在矢状面上，绕额状－水平轴的关节运动。
- 前臂向身体近端运动中的重要运动功能。

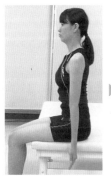

起始肢体位置

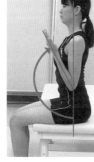

最终活动位置

- 肘关节屈曲

基本轴	肱骨
移动轴	桡骨
活动度参考范围	0~145度

限制因素

肘关节后侧的软组织

- 肱三头肌（①）。
- 肘肌（②）。
- 关节囊后侧等。

应该注意的代偿运动（参照下一页）

- 肩关节前屈。
- 躯干上半部分的伸展。
- 骨盆前倾和腰椎前凸。
- 躯干向同侧前方旋转。

- 限制因素

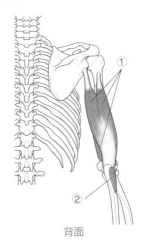

背面

*图片中的箭头 ➡️：测量者的操作； ⇨：测量者的制动； ⇨：代偿运动

测量肢体基本位置和其他位置之间测量条件的比较（代偿运动的比较）

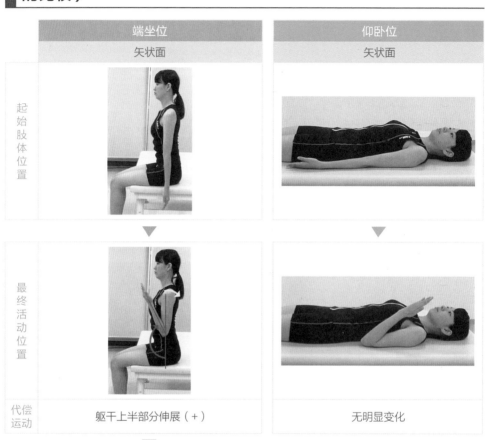

	端坐位	仰卧位
	矢状面	矢状面
起始肢体位置		
最终活动位置		
代偿运动	躯干上半部分伸展（+）	无明显变化

	矢状面
如果过度运动	
代偿运动	肩关节前屈（++） 躯干上半部分伸展（++） 骨盆前倾和腰椎前凸（++） 躯干向同侧前方旋转（++）

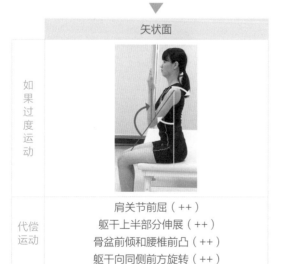

笔记

卧位时的代偿运动是受限制的。

🔍 观察要点

- 原则上测量肢体位置为端坐位，但端坐位时在最大活动度的代偿运动比较明显，而仰卧位的代偿运动有所限制。

- 为了准确抑制代偿运动，推荐采用仰卧位测量。

基础演练

测量中的注意点

- 关注仰卧时的代偿运动，即肩关节前屈运动所伴随的肱骨的移动。
- 支撑肱骨，使其稳定。
- 注意被测量者的病史，通过表情和声音来确认其疼痛。

■ 肘关节屈曲

基本轴	肱骨
移动轴	桡骨
运动平面	矢状面
活动度参考范围	0~145度

测量流程

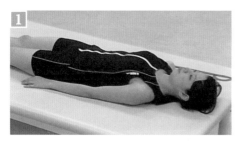

- 起始肢体位置。

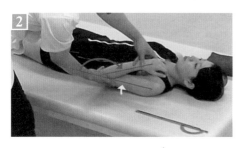

- 确认最大被动活动度。
- 肘关节屈曲时，可能会出现肩关节前屈的代偿运动，所以要使肱骨稳定。
- 为了不出现"误读"，可设定一个基准，如是否超过90度，预读大致角度值。

> - 将量角器放在已确定的观察角度上。
> - 再次使测量侧活动到最大活动度。

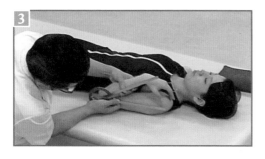

- 将量角器置于各轴，从正侧方即时读取测量值。
- ※ 被测量者身体回到起始肢体位置后再读取结果会出现误差。

测量后，回到起始肢体位置。

应用演练（辨别代偿运动和制动测量法）

仰卧位时测量中出现的代偿运动

■ 无代偿运动

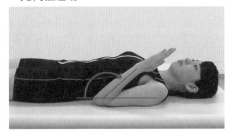

■ 有代偿运动

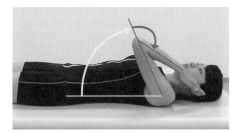

● 肱骨的移动会让人产生移动轴（桡骨）移动的错觉。

■ 仰卧位时过度运动导致的代偿运动

矢状面	额状面和水平面
肩关节前屈（＋） ※肱骨向天花板方向移动	无明显变化

制动方法

【徒手操作】

● 用手或者毛巾固定肱骨。

● 让肱骨与躯干接触，使其稳定。

● 被测量者身体除测量侧手臂外的其余部分应紧贴检测台。

【给被测量者的指示】

● 确认是否无力、是否疼痛。

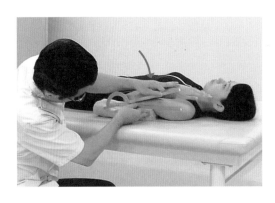

🖐 制动操作的关键点

● 用手或者毛巾固定肱骨，同时被测量者身体除测量侧手臂外的其余部分应紧贴检测台。

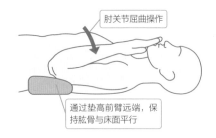

肘关节屈曲操作

通过垫高前臂远端，保持肱骨与床面平行

临床应用演练（假设临床坐位的测量）

端坐位时测量中出现的代偿运动

- 无代偿运动

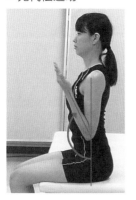

- 有代偿运动

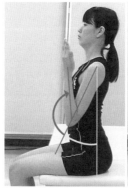

躯干上半部分伸展　　　　肩关节前屈

- 端坐位时出现的代偿运动

矢状面	水平面
躯干上半部分伸展（++）	
骨盆前倾和腰椎前凸（++）	躯干向同侧前方旋转（++）
肩关节前屈（++）	

椅坐位时的测量

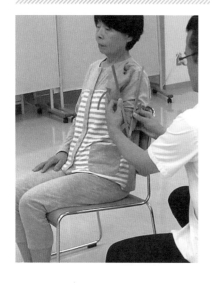

 测量的关键点

- 指导被测量者以舒适的姿势接触靠背。
- 从肱骨后侧和前臂骨前侧施压，使关节移动。
- 为了不使量角器碰到被测量者，确保量角器与被测量者之间有1指的距离。
- 在固定肱骨及移动前臂的同时进行量角器的操作。

- 量角器的操作

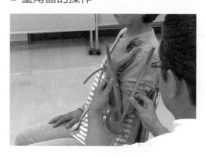

14 肘关节伸展

Elbow Joint Extension

概述

运动的特征

- 在矢状面上，绕额状－水平轴的关节运动。
- 前臂向身体远端运动中的重要运动功能。

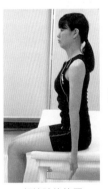
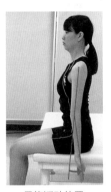

起始肢体位置　　　　　　最终活动位置

限制因素

肘关节前侧的软组织

- 肱二头肌（①）。
- 肱肌（②）。
- 肱桡肌（③）。
- 关节囊后侧等。

应该注意的代偿运动（参照下一页）

- 肩关节后伸。
- 躯干上半部分屈曲。
- 躯干向同侧后方旋转。

■ 肘关节伸展

基本轴	肱骨
移动轴	桡骨
活动度参考范围	0~5度

■ 限制因素

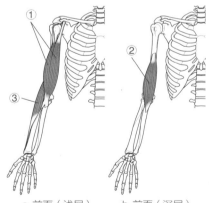

a.前面（浅层）　　　b.前面（深层）

*图片中的箭头 ➡ ：测量者的操作；⇨ ：测量者的制动；⇨ ：代偿运动

测量肢体基本位置和其他位置之间测量条件的比较（代偿运动的比较）

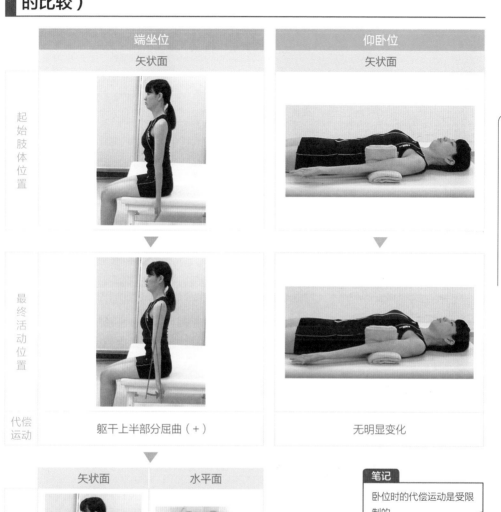

	端坐位	仰卧位
	矢状面	矢状面
起始肢体位置		
最终活动位置		
代偿运动	躯干上半部分屈曲（＋）	无明显变化

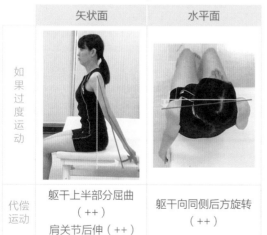

	矢状面	水平面
如果过度运动		
代偿运动	躯干上半部分屈曲（＋＋）肩关节后伸（＋＋）	躯干向同侧后方旋转（＋＋）

笔记

卧位时的代偿运动是受限制的。

🔍 观察要点

- 原则上测量肢体位置为端坐位，但端坐位时在最大活动度的代偿运动比较明显，而仰卧位的代偿运动有所限制。
- 为了准确抑制代偿运动，推荐采用仰卧位测量。

基础演练

测量中的注意点

- 关注仰卧时的限制因素，即手和前臂与检测台的接触。
- 垫高上臂，保证前臂的运动空间。
- 由于会出现以垫高的上臂为支点的肩胛骨向前移动（前伸）的代偿运动，所以要注意肩膀的活动，不要出现测量误差。
- 注意被测量者的病史，通过表情和声音来确认其疼痛。

■ 肘关节伸展

基本轴	肱骨
移动轴	桡骨
运动平面	矢状面
活动度参考范围	0~5度

测量流程

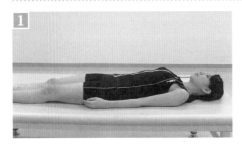

- 起始肢体位置。

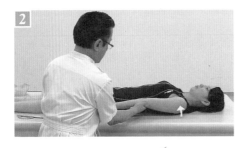

- 确认最大被动活动度。
- 由于会出现肩胛骨前伸的代偿运动，所以要注意肩关节向天花板方向的上抬。
- 为了不出现"误读"，可设定一个基准，预读大致角度值。

> - 将量角器放在已确定的观察角度上。
> - 再次使测量侧活动到最大活动度。

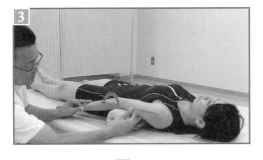

- 将量角器置于各轴，从正侧方即时读取测量值。
- ※ 被测量者身体回到起始肢体位置后再读取结果会出现误差。

测量后，回到起始肢体位置。

应用演练（辨别代偿运动和制动测量法）

仰卧位时测量中出现的代偿运动

■ 无代偿运动

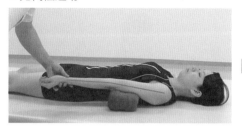

■ 有代偿运动

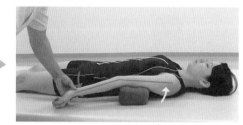

- 随肩胛骨前伸而产生的肱骨移动，会让人产生移动轴（桡骨）移动的错觉。

■ 仰卧位时过度运动导致的代偿运动

矢状面	额状面和水平面
肩胛骨前伸（＋）	无明显变化

制动方法

【徒手操作】

- 用手抬高或者用毛巾垫高肱骨。
- 为了制动肩胛骨的前伸，向肱骨近端前侧或者肩关节施加向检测台方向的压力，起固定作用。

【给被测量者的指示】

- 确认是否无力、是否疼痛。

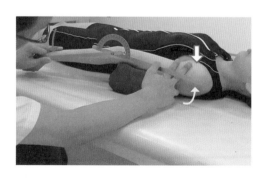

 制动操作的关键点

- 通过对肱骨近端前侧施加压力，制动肩胛骨的代偿运动。被测量者的前臂向检测台的方向移动。

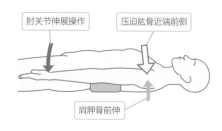

肘关节伸展操作　　压迫肱骨近端前侧

肩胛骨前伸

临床应用演练（假设临床坐位的测量）

端坐位时测量中出现的代偿运动

- ■ 无代偿运动
- ■ 有代偿运动

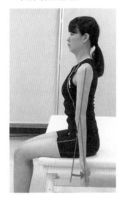 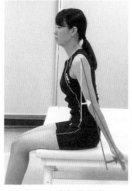 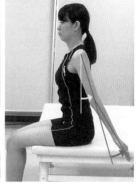

躯干上半部分屈曲　　　　肩关节后伸

- ■ 端坐位时出现的代偿运动

矢状面	水平面
躯干上半部分屈曲（++） 肩关节后伸（++）	躯干向同侧后方旋转（++）

椅坐位时的测量

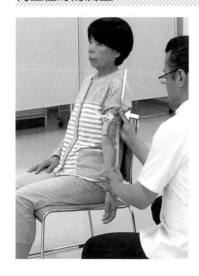

测量的关键点

- 指导被测量者以舒适的姿势接触靠背。
- 从肱骨后侧提供支撑，使基本轴稳定。
- 从前面压迫前臂骨，使关节运动。
- 为了不使量角器碰到被测量者，确保量角器与被测量者之间有1指的距离。
- 在固定肱骨及移动前臂的同时，进行量角器的操作。

- ■ 量角器的操作

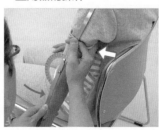 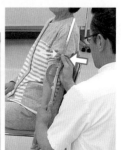

15 前臂旋前

Forearm Pronation

概述

运动的特征

- 在额状面上，绕矢状－水平轴的关节运动。
- 手部运动中负责调整手部方向的关节运动、向身体外侧方向伸展和操作工具时的重要运动功能。

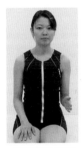 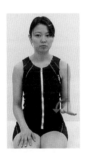

起始肢体位置　　　　　最终活动位置

限制因素

肘关节后侧的软组织

- 肱二头肌（参照第92页）。
- 肱肌（参照第92页）。
- 腕关节背屈肌群（①）。
- 指伸肌群（②）。
- 前臂骨间膜（③）。
- 掌侧桡尺韧带（④）和背侧桡尺韧带（⑤），桡骨环状韧带（两端附着于尺骨桡切迹，包绕桡骨头）。
- 关节囊后侧等。

■ 前臂旋前

基本轴	肱骨
移动轴	手指伸展的手掌面
活动度参考范围	0~90度

■ 限制因素

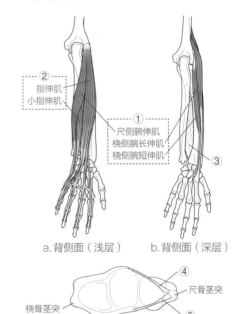

② 指伸肌 小指伸肌

① 尺侧腕伸肌 桡侧腕长伸肌 桡侧腕短伸肌

③

a.背侧面（浅层）　　b.背侧面（深层）

④ 尺骨茎突

桡骨茎突

⑤

c.桡骨与尺骨的远端

应该注意的代偿运动（参照下一页）

- 肩关节外展。
- 躯干上半部分向对侧侧屈。
- 躯干向同侧后方旋转。

*图片中的箭头➡：测量者的操作；⇨：测量者的制动；⇨：代偿运动

97

测量肢体基本位置和其他位置之间测量条件的比较（代偿运动的比较）

端坐位	仰卧位
额状面	额状面

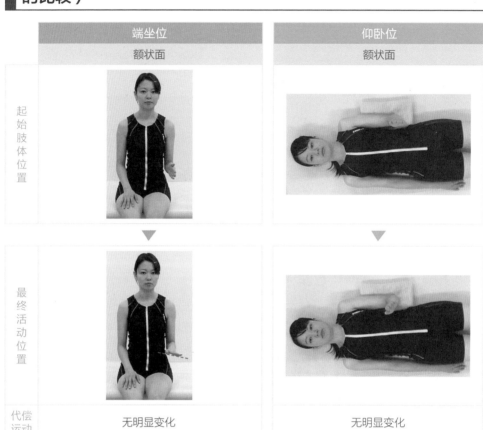

起始肢体位置

最终活动位置

代偿运动	无明显变化	无明显变化

额状面

如果过度运动

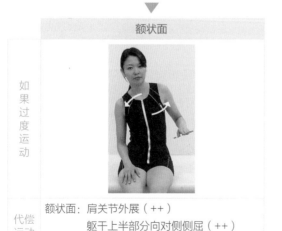

代偿运动	额状面：肩关节外展（++） 躯干上半部分向对侧侧屈（++） 水平面：躯干向同侧后方旋转（+）

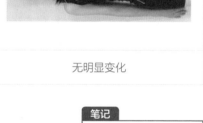

笔记

卧位时的代偿运动是受限制的。

 观察要点

- 原则上测量肢体位置为端坐位，但端坐位时在最大活动度的代偿运动比较明显，而仰卧位的代偿运动有所限制。

- 为了准确抑制代偿运动，推荐采用仰卧位测量。

基本方法与其他方法

基本方法

- 原则上测量前臂的旋转时，要在移动轴，即"手指伸展的手掌面"上测量。
- 被测量者有意识地将手掌"摊平"。
- 在前臂远端进行旋转操作。
- ※ 手部旋转时，测量会出现较大误差。

笔记

在手掌面上测量的注意点：在手掌面上测量时，若出现腕关节松弛，则测量结果受影响的可能性较大。

■ 手指伸展的手掌面

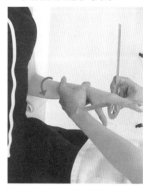

其他方法

- 将前臂远端背侧作为移动轴来测量。
- 对前臂远端进行旋转操作。
- 在对前臂远端进行旋转操作的基础上，在避开尺骨茎突的前臂远端背侧进行测量。

只测量前臂的旋转功能时，其他方法较适用。

■ 前臂远端背侧

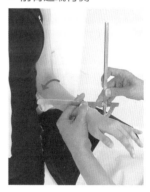

 测量的关键点

注意前臂远端的形态！

- 掌侧由于屈肌腱隆起呈"圆顶形"。
- 使测量的移动轴与"桡骨茎突与尺骨茎突的连线"平行。
- 推荐在能够明确骨感知的前臂远端背侧进行测量。

■ 前臂远端与横截面

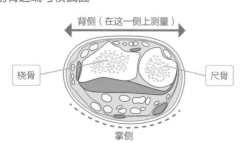

背侧（在这一侧上测量）

桡骨　　尺骨

掌侧

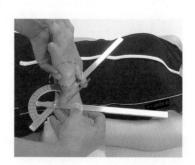

基础演练

- 按照前一页的讲解，因为仅测量前臂的旋转功能时其他方法比较适用，所以测量的移动轴是前臂远端背侧与"桡骨茎突与尺骨茎突的连线"平行的线。

※ 由于基本方法与其他方法在测量中有相同操作，建议反复练习。

- 前臂旋前

基本轴	肱骨
移动轴	手指伸展的手掌面→其他方法：桡骨茎突与尺骨茎突的连线
运动平面	额状面
活动度参考范围	0~90度

测量中的注意点

- 关注仰卧时的代偿运动，即因肩关节外展引起的基本轴（肱骨）的移动。

- 为了防止出现测量误差，支撑、稳定肘关节。

- 注意被测量者的病史，通过表情和声音来确认其疼痛。

测量流程

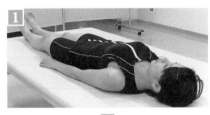

- 起始肢体位置。

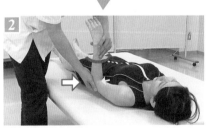

- 确认最大被动活动度。
- 前臂旋前时，由于会出现肩关节外展的代偿运动，所以要稳定肱骨。
- 为了不出现"误读"，可设定一个基准，如是否超过45度或者90度，预读大致角度值。

> - 将量角器放在已确定的观察角度上。
> - 再次使测量侧活动到最大活动度。

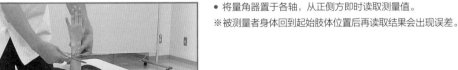

- 将量角器置于各轴，从正侧方即时读取测量值。
※被测量者身体回到起始肢体位置后再读取结果会出现误差。

测量后，回到起始肢体位置。

应用演练（辨别代偿运动和制动测量法）

- 正确制动代偿运动。
- 对关节周围软组织这一限制因素施加拉伸力，测量最大关节功能下的关节被动活动度。

仰卧位时测量中出现的代偿运动

■ 无代偿运动

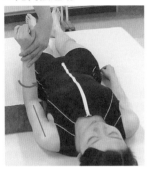

■ 有代偿运动

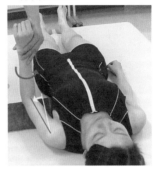

- 肱骨的移动会让人产生移动轴
（桡骨茎突与尺骨茎突的连线）
过度旋转的错觉。

■ 仰卧位时过度运动导致的代偿运动

额状面	矢状面和水平面
肩关节外展（＋） ※ 肱骨向外侧移动	无明显变化

制动方法

【徒手操作】

- 用手或者毛巾固定肱骨。
- 测量者用下肢抵住被测量者肱骨外侧，制动代偿运动。

【给被测量者的指示】

- 确认是否无力、是否疼痛。

※ 因为前臂远端的操作轴较短，一定要注意被测量者支撑的部位的皮肤是否疼痛。

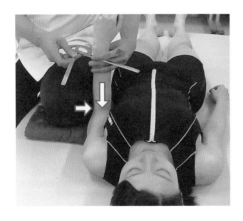

 制动操作的关键点

- 测量者用下肢制
动肩关节外展的
代偿运动。给前
臂施加向下的轻
度轴性压力，稳
定肘关节。

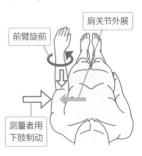

肩关节外展

前臂旋前

测量者用
下肢制动

101

临床应用演练（假设临床坐位的测量）

端坐位时测量中出现的代偿运动

- 无代偿运动

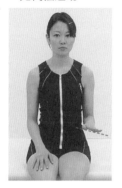

- 有代偿运动

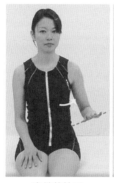 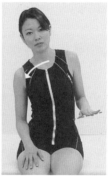

肩关节外展　　　　躯干上半部分侧屈

- 端坐位时出现的代偿运动

额状面	水平面
肩关节外展（++） 躯干上半部分向对侧侧屈（++）	躯干向同侧后方旋转（+）

椅坐位时的测量

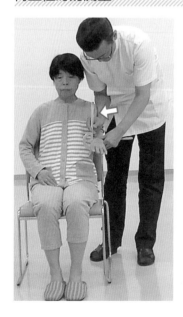

 测量的关键点

- 指导被测量者以舒适的姿势接触靠背。
- 在对前臂远端进行操作时，要关注并提醒被测量者，避免其产生疼痛。
- 操作移动轴的同时，使量角器接触前臂远端背侧。
- 在移动前臂的同时，进行量角器的操作。
- 保持基本轴与肱骨平行对齐。
- 测量者用前臂从肱骨外侧制动肩关节外展的代偿运动。

- 量角器的操作

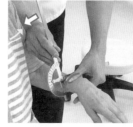 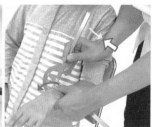

16 前臂旋后

Forearm Supination

概述

运动的特征

- 在额状面上，绕矢状－水平轴的关节运动。
- 手部运动中负责调整手部方向的关节运动、手掌接触身体表面和操作工具时的重要运动功能。

■ 前臂旋后

基本轴	肱骨
移动轴	手指伸展的手掌面
活动度参考范围	0~90度

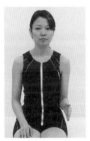

起始肢体位置

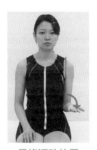

最终活动位置

限制因素

肘关节后侧的软组织

- 旋前圆肌（①）。
- 旋前方肌（②）。
- 腕关节掌屈肌群（③）。
- 指屈肌群（④）。
- 掌侧桡尺韧带和背侧桡尺韧带（参照第97页）和桡骨环状韧带等。

应该注意的代偿运动（参照下一页）

- 肩关节内收。
- 躯干上半部分向同侧侧屈。
- 躯干向同侧前方旋转。

■ 限制因素

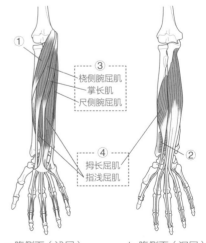

① 桡侧腕屈肌 掌长肌 尺侧腕屈肌

③

④ 拇长屈肌 指浅屈肌

②

a.腹侧面（浅层）　　b.腹侧面（深层）

*图片中的箭头 ➡：测量者的操作；⇨：测量者的制动；⇨：代偿运动

测量肢体基本位置和其他位置之间测量条件的比较（代偿运动的比较）

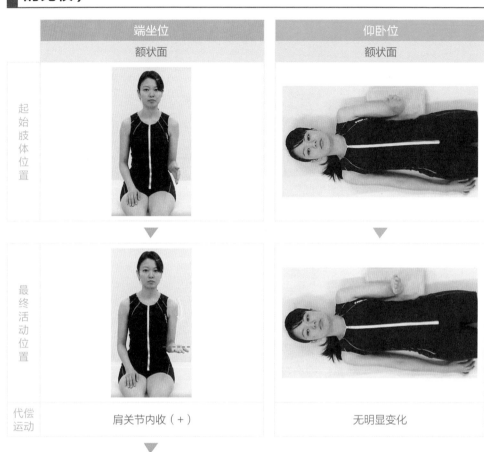

	端坐位	仰卧位
	额状面	额状面
起始肢体位置		
最终活动位置		
代偿运动	肩关节内收（＋）	无明显变化

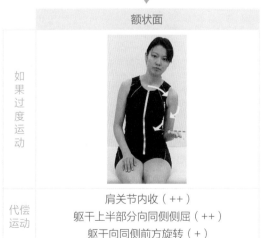

	额状面
如果过度运动	
代偿运动	肩关节内收（＋＋） 躯干上半部分向同侧侧屈（＋＋） 躯干向同侧前方旋转（＋）

笔记

卧位时的代偿运动是受限制的。

观察要点

- 原则上测量肢体位置为端坐位，但端坐位时在最大活动度的代偿运动比较明显，而仰卧位的代偿运动有所限制。
- 为了准确抑制代偿运动，推荐采用仰卧位测量。

基本方法与其他方法

基本方法

- 原则上测量前臂的旋转时，要在移动轴，即"手指伸展的手掌面"上测量。
- 被测量者有意识地将手掌"摊平"。
- 在前臂远端进行旋转操作。
- ※ 手部旋转时，测量会出现较大误差。

笔记

在手掌面上测量的注意点：在手掌面上测量时，若出现腕关节松弛，则测量结果受影响的可能性较大。

■ 手指伸展的手掌面

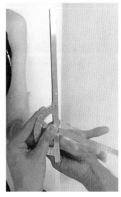

其他方法

- 将前臂远端背侧作为移动轴来测量。
- 对前臂远端进行旋转操作。
- 在对前臂远端进行旋转操作的基础上，在避开尺骨茎突的前臂远端背侧进行测量。

▼

只测量前臂的旋转功能时，其他方法较适用。

■ 前臂远端背侧

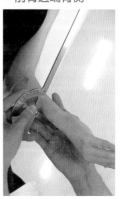

 测量的关键点

注意前臂远端的形态！

- 掌侧由于屈肌腱隆起呈"圆顶形"。
- 使测量的移动轴与"桡骨茎突与尺骨茎突的连线"平行。
- 推荐在能够明确骨感知的前臂远端背侧进行测量。

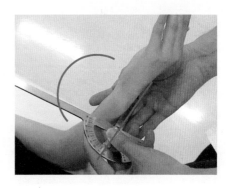

基础演练

- 按照前一页的讲解，因为仅测量前臂的旋转功能时其他方法比较适用，所以测量的移动轴是前臂远端背侧与"桡骨茎突与尺骨茎突的连线"平行的线。

※ 由于基本方法与其他方法在测量中有相同操作，建议反复练习。

■ 前臂旋后

基本轴	肱骨
移动轴	手指伸展的手掌面→其他方法：桡骨茎突与尺骨茎突的连线
运动平面	额状面
活动度参考范围	0~90度

测量中的注意点

- 关注仰卧时的代偿运动，即因肩关节内收引起的基本轴（肱骨）的移动。

- 为了防止出现测量误差，支撑、稳定肘关节。

- 注意被测量者的病史，通过表情和声音来确认其疼痛。

测量流程

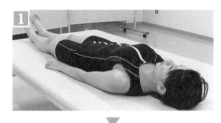

- 起始肢体位置。

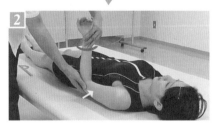

- 确认最大被动活动度。

- 前臂旋后时，由于会出现肩关节内收的代偿运动，所以要稳定肱骨。

- 为了不出现"误读"，可设定一个基准，如是否超过45度或者90度，预读大致角度值。

> - 将量角器放在已确定的观察角度上。
> - 再次使测量侧活动到最大活动度。

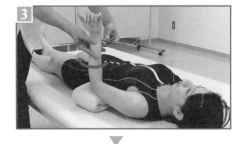

- 将量角器置于各轴，从正侧方即时读取测量值。

※ 被测量者身体回到起始肢体位置后再读取结果会出现误差。

测量后，回到起始肢体位置。

应用演练（辨别代偿运动和制动测量法）

仰卧位时测量中出现的代偿运动

- 无代偿运动

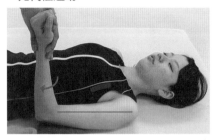

- 有代偿运动

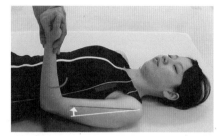

- 由于肱骨的移动，会让人产生移动轴（桡骨茎突与尺骨茎突的连线）过度旋转的错觉。

- 仰卧位时过度运动导致的代偿运动

额状面	矢状面和水平面
肩关节内收（＋） ※肱骨向躯干方向移动	无明显变化

笔记
- 正确制动代偿运动。
- 对关节周围软组织这一限制因素施加拉伸力，测量最大关节功能下的关节被动活动度。

制动方法

【徒手操作】

- 用手或者毛巾固定肱骨。
- 肱骨和躯干之间夹一个毛巾，制动代偿运动。

【给被测量者的指示】

- 确认是否无力、是否疼痛。

※因为前臂远端的操作轴较短，一定要注意被测量者支撑的部位的皮肤是否疼痛。

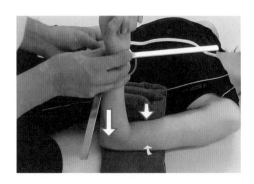

 制动操作的关键点

- 用毛巾固定并制动肩关节内收的代偿运动。给前臂施加向下的轻度轴性压力，稳定肘关节。

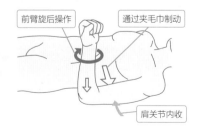

前臂旋后操作　　通过夹毛巾制动

肩关节内收

临床应用演练①（假设临床坐位的测量）

端坐位时测量中出现的代偿运动

■ 无代偿运动

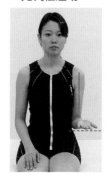

■ 有代偿运动

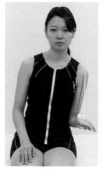 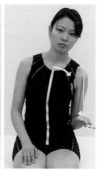

肩关节内收　　躯干上半部分侧屈

■ 端坐位时出现的代偿运动

额状面	水平面
肩关节内收（++） 躯干上半部分向同侧侧屈（++）	躯干向同侧前方旋转（+）

椅坐位时的测量

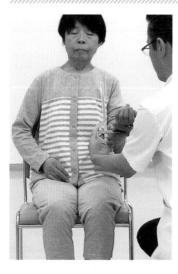

 测量的关键点

- 指导被测量者以舒适的姿势接触靠背。
- 在对前臂远端进行操作时，要关注并提醒被测量者，避免其产生疼痛。
- 操作移动轴的同时，使量角器接触前臂远端背侧。
- 在移动前臂的同时，进行量角器的操作。
- 保持基本轴与肱骨平行对齐。
- 肱骨（基本轴）不稳定的情况下，建议在上臂内侧放毛巾。

■ 量角器的操作

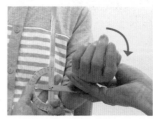 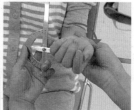

临床应用演练②（假设临床坐位的测量）

- 前臂旋转运动的移动轴极短，测量中容易产生误差，但使用测量设备（右图）可以创造出与手掌面一致的"更长的移动轴"，这是一个比较有效的减小误差的方法。
- 虽然是借用腕关节的测量方法，但轻握测量设备，可以减少腕关节肌腱导致的"腕关节松弛"。

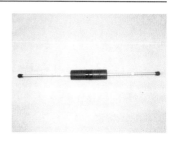

■ 前臂旋后

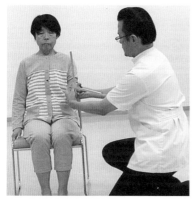

- 注意肩关节内收的代偿运动。
- 肱骨不稳定的情况下，建议在上臂内侧放毛巾 [参照前臂旋后的应用演练（第107页）]。

■ 前臂旋前

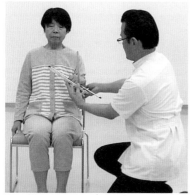

- 注意肩关节外展的代偿运动。
- 肱骨不稳定时，测量者用身体来制动 [参照前臂旋前的临床应用演练（第102页）]。

测量的关键点

- 指导被测量者以舒适的姿势接触靠背。
- 在对前臂远端进行操作时，要关注并提醒被测量者，避免其产生疼痛。
- 操作移动轴的同时，使量角器接触前臂远端背侧。
- 在移动前臂的同时，进行量角器的操作。
- 保持运动轴与测量设备平行对齐。
- 保持基本轴与肱骨平行对齐。

■ 前臂旋后时量角器的操作

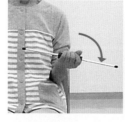 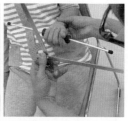

■ 前臂旋前时量角器的操作

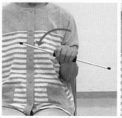 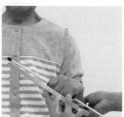

17 腕关节、拇指、手指综述

概述 📖

运动的特征

腕关节

- 腕关节是调节手指功能的重要关节（key joint）。
- 若存在功能障碍，不仅是腕关节，手指功能也会明显下降。

拇指及手指

- 通过拇指与食指至小指的相反运动，实现精密的操作。
- 手部骨骼可通过形成拱形结构"适应"各种各样的物体。
- 通过充分发挥"手"与"手指"的功能，可实现更高级别的"适应性"（精细运动）。
- 若存在功能障碍会影响手的精细运动，生活和作业中会出现明显的困难。

限制因素

- 测量中的限制因素主要分为"关节骨骼性""关节周围软组织性""肌腱性""皮肤性"等。
  - 关节骨骼性：关节面破损与变形、对线不整齐等。
  - 关节周围软组织性：韧带、掌侧板等。
  - 肌腱性：拮抗侧的肌腱。
  - 皮肤性：由瘢痕和疾病引起的皮肤硬化等。
- ■ 与腕关节、拇指、手指运动受限相关的皮下组织
- 下图绿框表示的皮下组织是各关节拮抗侧运动的限制因素。

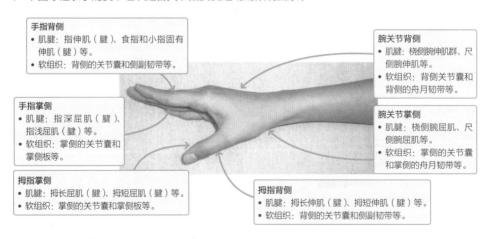

手指背侧
- 肌腱：指伸肌（腱）、食指和小指固有伸肌（腱）等。
- 软组织：背侧的关节囊和侧副韧带等。

腕关节背侧
- 肌腱：桡侧腕伸肌群、尺侧腕伸肌等。
- 软组织：背侧关节囊和背侧的舟月韧带等。

手指掌侧
- 肌腱：指深屈肌（腱）、指浅屈肌（腱）等。
- 软组织：掌侧的关节囊和掌侧板等。

腕关节掌侧
- 肌腱：桡侧腕屈肌、尺侧腕屈肌等。
- 软组织：掌侧的关节囊和掌侧的舟月韧带等。

拇指掌侧
- 肌腱：拇长屈肌（腱）、拇短屈肌（腱）等。
- 软组织：掌侧的关节囊和掌侧板等。

拇指背侧
- 肌腱：拇长伸肌（腱）、拇短伸肌（腱）等。
- 软组织：背侧的关节囊和侧副韧带等。

*图片中的箭头 ➡：测量者的操作；⇨：测量者的制动；⇨：代偿运动

代偿运动与制动方法

测量中的注意点

- 注意前臂（肘关节）的移动，注意随之产生的肩关节的代偿运动（内收和外展）。
- 在对比腕关节更远的关节（拇指和手指）的测量中，注意由腕关节引起的代偿运动。
- 可以利用桌子（检测台）来支撑前臂，使其稳定来制动代偿运动。
- 需要注意由疼痛引起的逃避性代偿运动的出现。

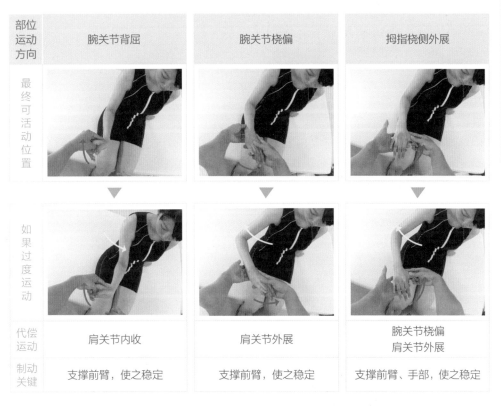

部位 运动 方向	腕关节背屈	腕关节桡偏	拇指桡侧外展
最终可活动位置			
如果过度运动			
代偿运动	肩关节内收	肩关节外展	腕关节桡偏 肩关节外展
制动关键	支撑前臂，使之稳定	支撑前臂，使之稳定	支撑前臂、手部，使之稳定

■ 代偿运动的制动方法（以腕关节背屈为例）

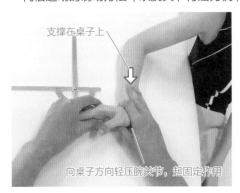

支撑在桌子上

向桌子方向轻压腕关节，起固定作用

①前臂支撑在桌子上。

②确认最大活动度，保持这个姿势向桌子方向轻压腕关节，起固定作用。

③选定量角器，快速且准确地读取测量值。

指关节专用量角器（指量角器）的尺寸选择与使用

- 务必根据测量关节选择适当尺寸的量角器（参照第12页）。

- 在测量四肢远端关节时，必须选择适合短测量轴尺寸的量角器。

- 指关节测量专用的量角器的刻度设定为"1度"或者"2度"。

- 量角器紧贴指背进行测量。

- 注意不要让量角器接触到其他部位（大多为近端）。

■ 指关节专用量角器

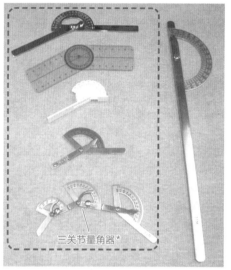

三关节量角器*

- 左图中左侧 ⸢ ⸥ 为指关节专用量角器。

- 与大型量角器相比，其形状和大小更适合手部和指关节。

*三关节量角器能同时测量3个关节。

■ 量角器不恰当的接触方式［拇指MCP关节（掌指关节）屈曲的情况］

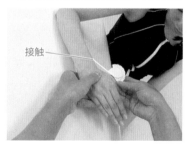

接触

a.腕关节桡偏位

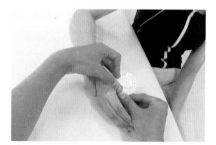

b.腕关节中立位

- 腕关节处于深度桡偏位时，量角器的固定臂接触前臂（上图a）。

- 对于此类情况，最好在腕关节处于中立位或者轻度尺偏位时进行测量（上图b）。

- 通过观察、分析测量状态，确保没有出现不适当的设定。

对指尖的操作

- 由于手和手指，特别是指尖，是身体非常重要（敏感）的感觉器，因此在测量时需要注意对测量部位的操作。
- 注意不要对指尖施加太大的压力。
- 需要注意指尖的疼痛，因为疼痛大多会使肌肉更紧张。
- 尽可能在较宽敞的地方操作。

■ 拇指IP关节（指间关节）屈曲的情况

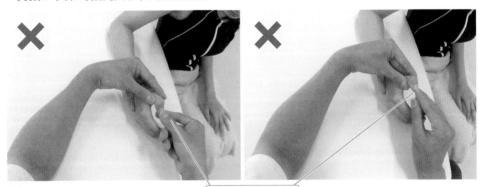

单指按压操作是错误的

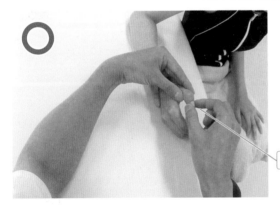

多指环绕按压操作

 测量的关键点

- 注意不要对指尖施加太大的压力。
- 尽可能采用多指操作。
- 避免压迫拇指正中间，从两侧环绕按压，起支撑作用。
- 注意操作时不是用指尖按压，而是用指腹按压。

18 腕关节屈曲（掌屈）

Wrist Flexion（Palmar Flexion）

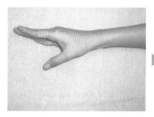

起始肢体位置

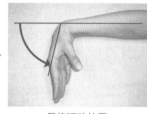

最终活动位置

■ 腕关节屈曲（掌屈）

基本轴	桡骨
移动轴	第2掌骨
活动度参考范围	0~90度

腕关节屈曲（掌屈）的测量

- 将前臂放在桌子（检测台）上，使其稳定。
- 手指和拇指保持伸展（屈曲时受指伸肌、食指和小指的固有伸肌、拇长伸肌的限制）。
- 通过触摸骨骼来确认各运动轴。

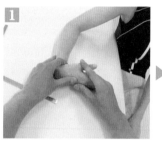

1

- 确认最大活动度，提前准备量角器。

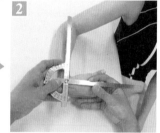

2

- 设置量角器的各测量轴，即时读取角度值。
- 以5度为增量单位读取测量值。

用树脂量角器测量

- 测量方法同上。
- 巧妙运用量角器半透明的特点，使各轴对齐。
- 以5度为增量单位读取测量值。

 测量的关键点

- 大多数情况下采用坐位测量，但根据情况也可采用卧位测量。
- 将前臂固定在中立位进行测量。
- 手指和拇指处于伸展位时进行测量。

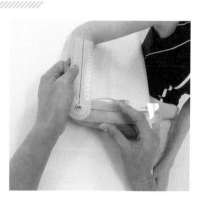

19 腕关节伸展（背屈）

Wrist Extension（Dorsiflexion）

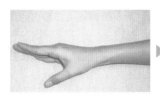

起始肢体位置

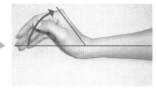

最终活动位置

■ 腕关节伸展（背屈）

基本轴	桡骨
移动轴	第2掌骨
活动度参考范围	0~70度

腕关节伸展（背屈）的测量

- 将前臂放在桌子（检测台）上，使其稳定。
- 手指和拇指保持轻度屈曲（受指深屈肌、指浅屈肌、拇长屈肌的限制）。
- 通过触摸骨骼来确认各运动轴。

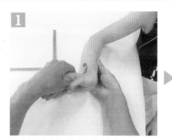

- 确认最大活动度，提前准备量角器。

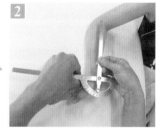

- 设置量角器的各测量轴，即时读取角度值。
- 以5度为增量单位读取测量值。

用树脂量角器测量

- 测量方法同上。
- 巧妙运用量角器半透明的特点，使各轴对齐。
- 以5度为增量单位读取测量值。

 测量的关键点

- 大多数情况下采用坐位测量，但根据情况也可采用卧位测量。
- 将前臂固定在中立位进行测量。
- 手指和拇指处于轻度屈曲位时进行测量。

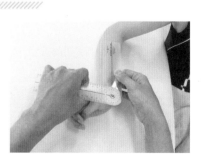

20 腕关节桡偏

Wrist Radial Deviation

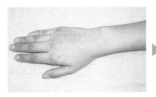

起始肢体位置

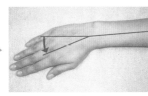

最终活动位置

■ 腕关节桡偏

基本轴	前臂中心线
移动轴	第3掌骨
活动度参考范围	0~25度

腕关节桡偏的测量

- 将前臂放在桌子（检测台）上，使其稳定。
- 手掌处于最终活动位置时将其向桌面轻压，稳定移动轴。
- 通过触摸骨骼来确认各运动轴。

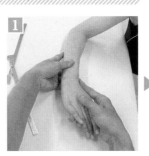

1

- 确认最大活动度，提前准备量角器。

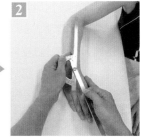

2

- 设置量角器的各测量轴，即时读取角度值。
- 以5度为增量单位读取测量值。

用树脂量角器测量

- 测量方法同上。
- 巧妙运用量角器半透明的特点，使各轴对齐。
- 以5度为增量单位读取测量值。

 测量的关键点

- 大多数情况下采用坐位测量，但根据情况也可采用卧位测量。
- 将前臂固定在旋前位进行测量。
- 手掌不要离开桌面。
- 手指和拇指处于伸展位时进行测量。

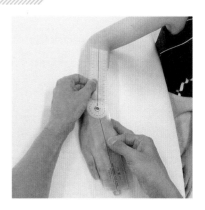

21 腕关节尺偏

Wrist Ulnar Deviation

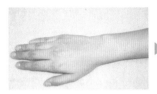

起始肢体位置

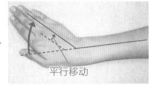

平行移动

最终活动位置

■ 腕关节尺偏

基本轴	前臂中心线
移动轴	第3掌骨
活动度参考范围	0~55度

腕关节尺偏的测量

- 将前臂放在桌子（检测台）上，使其稳定。
- 手掌处于最终活动位置时将其向桌面轻压，稳定移动轴。
- 通过触摸骨骼来确认各运动轴。

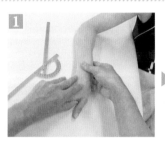

1

- 确认最大活动度，提前准备量角器。

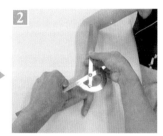

2

- 设置量角器的各测量轴，即时读取角度值。
- 以5度为增量单位读取测量值。

用树脂量角器测量

- 测量方法同上。
- 巧妙运用量角器半透明的特点，使各轴对齐。
- 以5度为增量单位读取测量值。

 测量的关键点

- 大多数情况下采用坐位测量，但根据情况也可采用卧位测量。
- 将前臂固定在旋前位进行测量。
- 手掌不要离开桌面。
- 手指和拇指处于伸展位时进行测量。

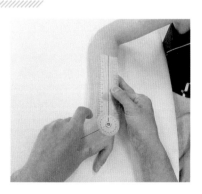

22 拇指桡侧外展

Thumb Radial Abduction

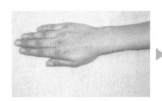

起始肢体位置

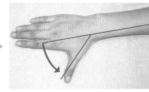

最终活动位置

■ 拇指桡侧外展

基本轴	食指（桡骨延长线）
移动轴	拇指
活动度 参考范围	0~60度

※ 为了正确地测量，以第1掌骨为移动轴。

拇指桡侧外展的测量

- 将前臂和手放在桌子（检测台）上，使其稳定。
- 为了设置更长的基本轴，将桡骨延长线与第2掌骨对齐，定为基本轴。
- 也有直接以第2掌骨为基本轴的测量方法。
- 手掌处于最终活动位置时将其向桌面轻压，稳定移动轴。
- 注意手掌不要离开桌面。
- 通过触摸骨骼来确认各运动轴。

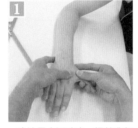

- 确认最大活动度，提前准备量角器。

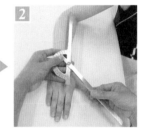

- 设置量角器的各测量轴，即时读取角度值。
- 以5度为增量单位读取测量值。

用树脂量角器测量

- 测量方法同上。
- 巧妙运用量角器半透明的特点，使各轴对齐。
- 以5度为增量单位读取测量值。

 测量的关键点

- 大多数情况下采用坐位测量，但根据情况也可采用卧位测量。
- 将前臂固定在旋前位进行测量。
- 手掌不要离开桌面。
- 以桡骨延长线为基本轴（也有以第2掌骨为基本轴的测量方法）。

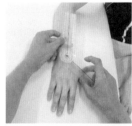

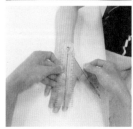

23 拇指尺侧内收（正常位）

Thumb Ulnar Adduction

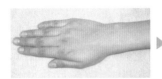

起始肢体位置

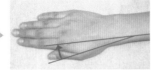

最终活动位置

■ 拇指尺侧内收（正常位）

基本轴	食指（桡骨延长线）
移动轴	拇指
活动度 参考范围	0~0度

※ 为了正确地测量，以第1掌骨为移动轴。

拇指尺侧内收（正常位）的测量

- 将前臂和手放在桌子（检测台）上，使其稳定。
- 为了设置更长的基本轴，将桡骨延长线与第2掌骨对齐，定为基本轴。
- 也有直接以第2掌骨为基本轴的测量方法。
- 手掌处于最终活动位置时将其向桌面轻压，稳定移动轴。
- 注意手掌不要离开桌面。
- 通过触摸骨骼来确认各运动轴。

用树脂量角器测量

- 测量方法同上。
- 巧妙运用量角器半透明的特点，使各轴对齐。
- 以5度为增量单位读取测量值。

 测量的关键点

- 大多数情况下采用坐位测量，但根据情况也可采用卧位测量。
- 将前臂固定在旋前位进行测量。
- 手掌不要离开桌面。
- 以桡骨延长线为基本轴（也有以第2掌骨为基本轴的测量方法）。

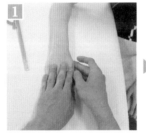

- 确认最大活动度，提前准备量角器。

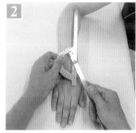

- 设置量角器的各测量轴，即时读取角度值。
- 以5度为增量单位读取测量值。

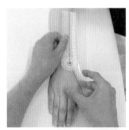

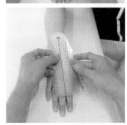

24 拇指尺侧内收（轻度向掌侧外展位）

Thumb Ulnar Adduction

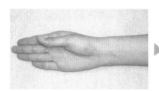

起始肢体位置

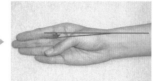

最终活动位置

■ 拇指尺侧内收（轻度向掌侧外展位）

基本轴	食指（桡骨延长线）
移动轴	拇指
活动度参考范围	0~0度

※ 为了正确地测量，以第1掌骨为移动轴。

- 拇指尺侧内收的测量旨在获得第1掌骨向第2掌骨运动至最大限度时的角度，但该角度并非最大的关节功能。
- 测量时手部做复合运动，拇指向掌侧轻度外展，手掌心向尺侧内收，以获得最大测量值。

拇指尺侧内收（轻度向掌侧外展位）的测量

- 前臂处于旋后位时进行测量。
- 避免第1掌骨碰到第2掌骨，这是轻度掌侧外展位时的复合运动。
- 确认第1掌骨可以在掌面上运动。
- 将前臂放在桌子（检测台）上，使其稳定。
- 通过触摸骨骼来确认各运动轴。

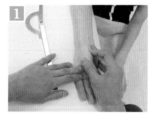

- 确认最大活动度，提前准备量角器。

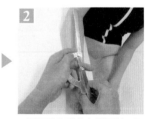

- 设置量角器的各测量轴，即时读取角度值。
- 以5度为增量单位读取测量值。

用树脂量角器测量

- 测量方法同上。
- 巧妙运用量角器半透明的特点，使各轴对齐。
- 以5度为增量单位读取测量值。

 测量的关键点

- 大多数情况下采用坐位测量，但根据情况也可采用卧位测量。
- 将前臂固定在旋后位进行测量。
- 拇指在手掌面上运动。

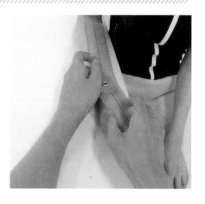

25 拇指掌侧外展

Thumb Palmar Abduction

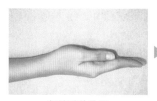
起始肢体位置

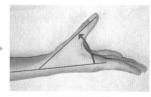
最终活动位置

■ 拇指掌侧外展

基本轴	食指（桡骨延长线）
移动轴	拇指
活动度参考范围	0~90度

※ 为了正确地测量，以第1掌骨为移动轴。

拇指掌侧外展的测量

- 将前臂和手放在桌子（检测台）上，使其稳定。
- 为了设置更长的基本轴，将桡骨延长线与第2掌骨对齐，定为基本轴。
- 也有直接以第2掌骨为基本轴的测量方法。
- 通过触摸骨骼来确认各运动轴。

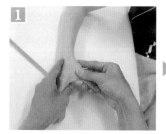
● 确认最大活动度，提前准备量角器。

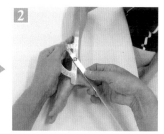
● 设置量角器的各测量轴，即时读取角度值。
● 以5度为增量单位读取测量值。

用树脂量角器测量

- 测量方法同上。
- 巧妙运用量角器半透明的特点，使各轴对齐。
- 以5度为增量单位读取测量值。

 测量的关键点

- 大多数情况下采用坐位测量，但根据情况也可采用卧位测量。
- 将前臂固定在中立位进行测量。
- 以桡骨延长线为基本轴（也有以第2掌骨为基本轴的测量方法）。

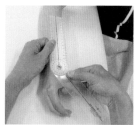

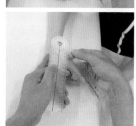

26 拇指掌侧内收

Thumb Palmar Adduction

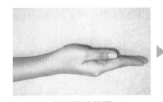

起始肢体位置

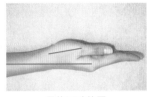

最终活动位置

■ 拇指掌侧内收

基本轴	食指（桡骨延长线）
移动轴	拇指
活动度 参考范围	0~0度

※ 为了正确地测量，以第1掌骨为移动轴。

拇指掌侧内收的测量

- 将前臂和手放在桌子（检测台）上，使其稳定。
- 为了设置更长的基本轴，将桡骨延长线与第2掌骨对齐，定为基本轴。
- 也有直接以第2掌骨为基本轴的测量方法。
- 通过触摸骨骼来确认各运动轴。

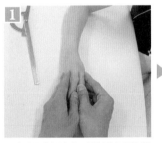

- 确认最大活动度，提前准备量角器。

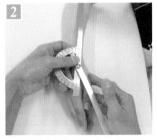

- 设置量角器的各测量轴，即时读取角度值。
- 以5度为增量单位读取测量值。

用树脂量角器测量

- 测量方法同上。
- 巧妙运用量角器半透明的特点，使各轴对齐。
- 以5度为增量单位读取测量值。

 测量的关键点

- 大多数情况下采用坐位测量，但根据情况也可采用卧位测量。
- 将前臂固定在中立位进行测量。
- 以桡骨延长线为基本轴（也有以第2掌骨为基本轴的测量方法）。

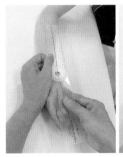
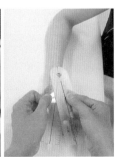

27 拇指MCP关节屈曲

Thumb Flexion

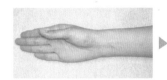

起始肢体位置

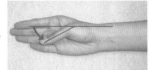

最终活动位置

■ 拇指MCP关节屈曲

基本轴	第1掌骨
移动轴	第1近节指骨
活动度参考范围	0~60度

拇指MCP关节屈曲的测量

- 将前臂和手放在桌子（检测台）上，使其稳定。
- 量角器紧贴拇指背侧进行测量。
- 拇指IP关节保持伸展位（深度屈曲时，受拇长伸肌的限制）。
- 腕关节保持中立位（深度尺偏时，受拇长伸肌和拇短伸肌的限制）。
- 通过触摸骨骼来确认各运动轴。

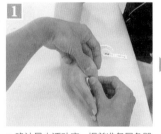

1

- 确认最大活动度，提前准备量角器。

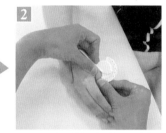

2

- 设置量角器的各测量轴，即时读取角度值。
- 以2度为增量单位读取测量值。

用树脂量角器测量

- 测量方法同上。
- 量角器紧贴拇指背侧进行测量。
- 以2度为增量单位读取测量值。

 测量的关键点

- 大多数情况下采用坐位测量，但根据情况也可采用卧位测量。
- 保持拇指IP关节处于伸展位、腕关节处于中立位进行测量。

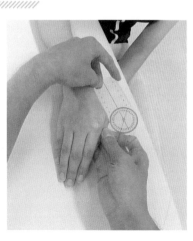

28 拇指MCP关节伸展

Thumb Extension

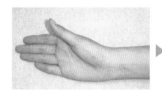

起始肢体位置

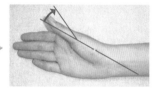

最终活动位置

■ 拇指MCP关节伸展

基本轴	第1掌骨
移动轴	第1近节指骨
活动度参考范围	0~10度

拇指MCP关节伸展的测量

- 将前臂和手放在桌子（检测台）上，使其稳定。
- 量角器紧贴拇指背侧进行测量。
- 拇指CM关节保持内收位（深度外展时，受拇长屈肌和拇短伸肌的限制）。
- 拇指IP关节保持屈曲位（受拇长屈肌的限制）。
- 腕关节保持中立位（深度桡偏时，受拇长伸肌和拇短伸肌的限制）。
- 前臂处于中立位或者旋前位时进行测量。
- 通过触摸骨骼来确认各运动轴。

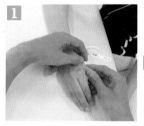

1

- 确认最大活动度，提前准备量角器。

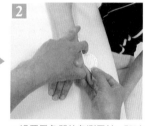

2

- 设置量角器的各测量轴，即时读取角度值。
- 以2度为增量单位读取测量值。

用树脂量角器测量

- 测量方法同上。
- 量角器紧贴拇指背侧进行测量。
- 以2度为增量单位读取测量值。

 测量的关键点

- 大多数情况下采用坐位测量，但根据情况也可采用卧位测量。
- 保持拇指CM关节处于内收位、腕关节处于中立位进行测量。

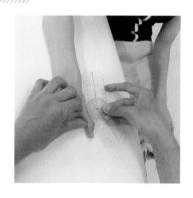

29 拇指IP关节屈曲

Thumb Flexion

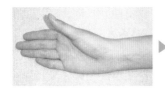

起始肢体位置

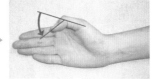

最终活动位置

■ 拇指IP关节屈曲

基本轴	第1近节指骨
移动轴	第1远节指骨
活动度参考范围	0~80度

拇指IP关节屈曲的测量

- 将前臂和手放在桌子（检测台）上，使其稳定。
- 量角器紧贴拇指背侧进行测量。
- 腕关节保持中立位（深度尺偏时，受拇长伸肌的限制）。
- 通过触摸骨骼来确认各运动轴。

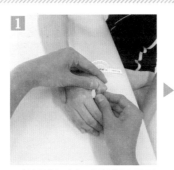

- 确认最大活动度，提前准备量角器。

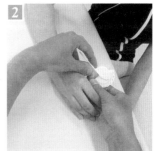

- 设置量角器的各测量轴，即时读取角度值。
- 以2度为增量单位读取测量值。

用树脂量角器测量

- 测量方法同上。
- 量角器紧贴拇指背侧进行测量。
- 以2度为增量单位读取测量值。

 测量的关键点

- 大多数情况下采用坐位测量，但根据情况也可采用卧位测量。
- 保持腕关节处于中立位进行测量。

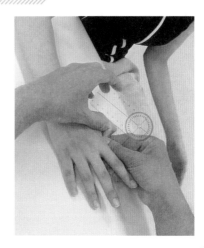

30 拇指IP关节伸展

Thumb Extension

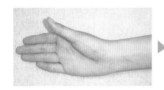

起始肢体位置

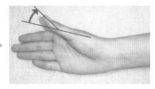

最终活动位置

■ 拇指IP关节伸展

基本轴	第1近节指骨
移动轴	第1远节指骨
活动度参考范围	0~10度

拇指IP关节伸展的测量

- 将前臂和手放在桌子（检测台）上，使其稳定。
- 量角器紧贴拇指背侧进行测量。
- 腕关节保持中立位（深度桡偏时，受拇长屈肌的限制）。
- 保持拇指腕掌关节处于轻度屈曲位（较强伸展时，受拇长屈肌的限制）。
- 通过触摸骨骼来确认各运动轴。

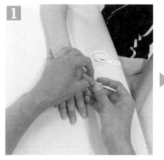

- 确认最大活动度，提前准备量角器。

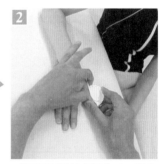

- 设置量角器的各测量轴，即时读取角度值。
- 以2度为增量单位读取测量值。

用树脂量角器测量

- 测量方法同上。
- 量角器紧贴拇指背侧进行测量。
- 以2度为增量单位读取测量值。

 测量的关键点

- 大多数情况下采用坐位测量，但根据情况也可采用卧位测量。
- 保持腕关节处于中立位进行测量。

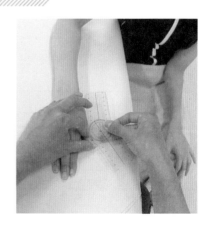

31 手指MCP关节屈曲

Fingers Flexion

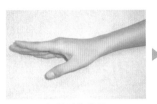

起始肢体位置

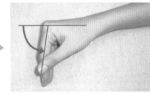

最终活动位置

■ 手指MCP关节屈曲

基本轴	第2~5掌骨
移动轴	第2~5近节指骨
活动度参考范围	0~90度

手指MCP关节屈曲的测量

- 将前臂和手放在桌子（检测台）上，使其稳定。
- 量角器紧贴手指背侧进行测量。
- 腕关节保持中立位（深度掌屈时，受指伸肌、食指和小指固有伸肌的限制）。
- 保持手指PIP关节（近端指间关节）和DIP关节（远端指间关节）处于伸展位或者轻度屈曲位（深度屈曲时，受指伸肌、食指和小指固有伸肌的限制）。
- 通过触摸骨骼来确认各运动轴。

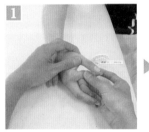

- 确认最大活动度，提前准备量角器。

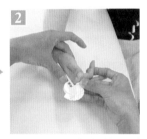

- 设置量角器的各测量轴，即时读取角度值。
- 直接接触手指背侧进行测量。
- 以2度为增量单位读取测量值。

用树脂量角器测量

- 测量方法同上。
- 量角器紧贴手指背侧进行测量。
- 以2度为增量单位读取测量值。

 测量的关键点

- 大多数情况下采用坐位测量，但根据情况也可采用卧位测量。
- 保持腕关节处于中立位，手指PIP关节和DIP关节处于伸展位或者轻度屈曲位进行测量。

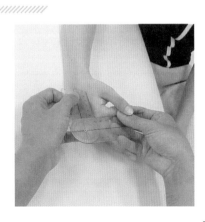

32 手指MCP关节伸展

Fingers Extension

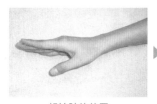

起始肢体位置

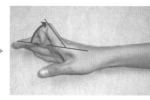

最终活动位置

■ 手指MCP关节伸展

基本轴	第2~5掌骨
移动轴	第2~5近节指骨
活动度 参考范围	0~45度

手指MCP关节伸展的测量

- 将前臂和手放在桌子（检测台）上，使其稳定。
- 量角器紧贴手指背侧进行测量。
- 腕关节保持中立位（深度背屈时，受指深屈肌和指浅屈肌的限制）。
- 保持手指PIP关节和DIP关节处于轻度屈曲位（深度伸展时，受指深屈肌和指浅屈肌的限制）。
- 通过触摸骨骼来确认各运动轴。

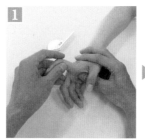

- 确认最大活动度，提前准备量角器。

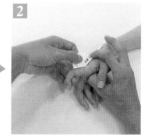

- 设置量角器的各测量轴，即时读取角度值。
- 直接接触手指背侧进行测量。
- 以2度为增量单位读取测量值。

用树脂量角器测量

- 测量方法同上。
- 量角器紧贴手指背侧进行测量。
- 以2度为增量单位读取测量值。

 测量的关键点

- 大多数情况下采用坐位测量，但根据情况也可采用卧位测量。
- 保持腕关节处于中立位，手指PIP关节和DIP关节处于轻度屈曲位进行测量。

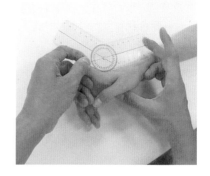

33 手指PIP关节屈曲

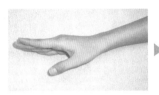

起始肢体位置

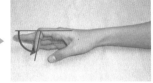

最终活动位置

■ 手指PIP关节屈曲

基本轴	第2~5近节指骨
移动轴	第2~5中节指骨
活动度参考范围	0~100度

手指PIP关节屈曲的测量

- 将前臂和手放在桌子（检测台）上，使其稳定。
- 量角器紧贴手指背侧进行测量。
- 腕关节保持中立位（深度掌屈时，受指伸肌、食指和小指固有伸肌的限制）。
- 保持手指MCP关节和DIP关节处于伸展位或者轻度屈曲位（屈曲时，受指伸肌、食指和小指固有伸肌的限制）。
- 通过触摸骨骼来确认各运动轴。

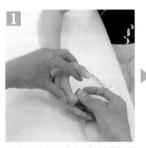

- 确认最大活动度，提前准备量角器。

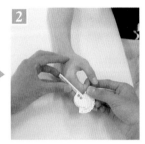

- 设置量角器的各测量轴，即时读取角度值。
- 直接接触手指背侧进行测量。
- 以2度为增量单位读取测量值。

用树脂量角器测量

- 测量方法同上。
- 量角器紧贴手指背侧进行测量。
- 以2度为增量单位读取测量值。

 测量的关键点

- 大多数情况下采用坐位测量，但根据情况也可采用卧位测量。
- 保持腕关节处于中立位，手指MCP关节和DIP关节处于伸展位或者轻度屈曲位进行测量。

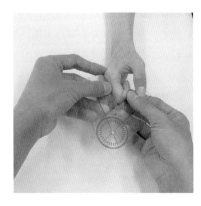

34 手指PIP关节伸展

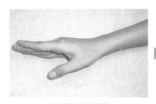
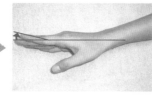

起始肢体位置　　　　　　最终活动位置

■ 手指PIP关节伸展

基本轴	第2~5近节指骨
移动轴	第2~5中节指骨
活动度 参考范围	0~0度

手指PIP关节伸展的测量

- 将前臂和手放在桌子（检测台）上，使其稳定。
- 量角器紧贴手指背侧进行测量。
- 腕关节保持中立位（深度背屈时，受指深屈肌和指浅屈肌的限制）。
- 保持手指MCP关节和DIP关节处于中立位或者轻度屈曲位（较强伸展时，受指深屈肌和指浅屈肌的限制）。
- 通过触摸骨骼来确认各运动轴。

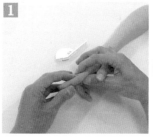

- 确认最大活动度，提前准备量角器。

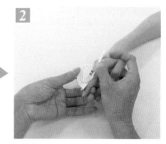

- 设置量角器的各测量轴，即时读取角度值。
- 直接接触手指背侧进行测量。
- 以2度为增量单位读取测量值。

用树脂量角器测量

- 测量方法同上。
- 量角器紧贴手指背侧进行测量。
- 以2度为增量单位读取测量值。

 测量的关键点

- 大多数情况下采用坐位测量，但根据情况也可采用卧位测量。
- 保持腕关节处于中立位，手指MCP关节和DIP关节处于中立位或者轻度屈曲位进行测量。

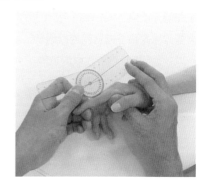

35 手指DIP关节屈曲

Fingers Flexion

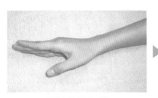

起始肢体位置

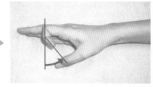

最终活动位置

■ 手指DIP关节屈曲

基本轴	第2~5中节指骨
移动轴	第2~5远节指骨
活动度参考范围	0~80度

手指DIP关节屈曲的测量

- 将前臂和手放在桌子（检测台）上，使其稳定。
- 量角器紧贴手指背侧进行测量。
- 腕关节保持中立位（深度掌屈时，受指伸肌、食指和小指固有伸肌的限制）。
- 测量时，注意避免手指MCP关节和PIP关节处于完全屈曲位（屈曲时，受指伸肌、食指和小指固有伸肌的限制）。
- 通过触摸骨骼来确认各运动轴。

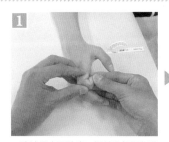

1

- 确认最大活动度，提前准备量角器。

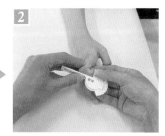

2

- 设置量角器的各测量轴，即时读取角度值。
- 直接接触手指背侧进行测量。
- 以2度为增量单位读取测量值。

用树脂量角器测量

- 测量方法同上。
- 量角器紧贴手指背侧进行测量。
- 以2度为增量单位读取测量值。

 测量的关键点

- 大多数情况下采用坐位测量，但根据情况也可采用卧位测量。
- 保持腕关节处于中立位，手指MCP关节和PIP关节处于伸展位或者轻度屈曲位进行测量。

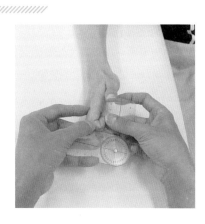

36 手指DIP关节伸展

Fingers Extension

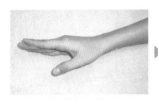

起始肢体位置

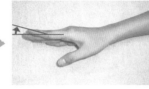

最终活动位置

■ 手指DIP关节伸展

基本轴	第2~5中节指骨
移动轴	第2~5远节指骨
活动度参考范围	0~0度

手指DIP关节伸展的测量

- 将前臂和手放在桌子（检测台）上，使其稳定。
- 量角器紧贴手指背侧进行测量。
- 腕关节保持中立位（深度背屈时，受指深屈肌和指浅屈肌的限制）。
- 保持手指MCP关节和PIP关节处于中立位或者轻度屈曲位（深度伸展时，受指深屈肌和指浅屈肌的限制）。
- 通过触摸骨骼来确认各运动轴。

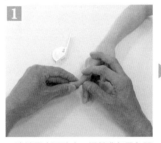

1

- 确认最大活动度，提前准备量角器。

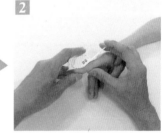

2

- 设置量角器的各测量轴，即时读取角度值。
- 直接接触手指背侧进行测量。
- 以2度为增量单位读取测量值。

用树脂量角器测量

- 测量方法同上。
- 量角器紧贴手指背侧进行测量。
- 以2度为增量单位读取测量值。

 测量的关键点

- 大多数情况下采用坐位测量，但根据情况也可采用卧位测量。
- 保持腕关节处于中立位，手指MCP关节和PIP关节处于中立位或者轻度屈曲位进行测量。

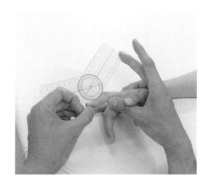

37 手指外展

Fingers Abduction

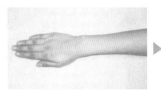

起始肢体位置

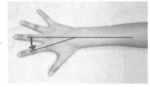

最终活动位置

■ 手指外展

基本轴	第3掌骨延长线
移动轴	第2、4、5指轴
活动度参考范围	—

手指外展的测量

- 将前臂和手放在桌子（检测台）上，使其稳定。
- 前臂处于旋前位时进行测量。
- 注意手掌不要离开桌面。
- 保持MCP关节处于伸展位（屈曲时，受MCP关节侧副韧带的限制）。
- 通过触摸骨骼来确认各运动轴。

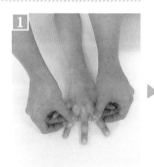

- 确认最大活动度，提前准备量角器。

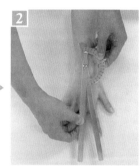

- 设置量角器的各测量轴，即时读取角度值。
- 以5度为增量单位读取测量值。

用树脂量角器测量

- 测量方法同上。
- 巧妙运用量角器半透明的特点，使各轴对齐。
- 以5度为增量单位读取测量值。

 测量的关键点

- 大多数情况下采用坐位测量，但根据情况也可采用卧位测量。
- 将前臂固定在旋前位进行测量。
- 手掌不要离开桌面。
- 保持MCP关节处于伸展位进行测量。

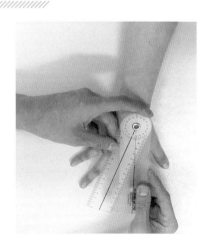

38 手指内收

Fingers Adduction

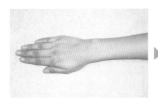

起始肢体位置

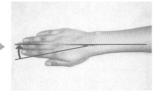

最终活动位置

■ 手指内收

基本轴	第3掌骨延长线
移动轴	第2、4、5指轴
活动度参考范围	—

手指内收的测量

- 将前臂和手放在桌子（检测台）上，使其稳定。
- 前臂处于旋前位时进行测量。
- 注意手掌不要离开桌面。
- 保持MCP关节处于伸展位进行测量。
- 通过触摸骨骼来确认各运动轴。

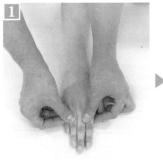

- 确认最大活动度，提前准备量角器。

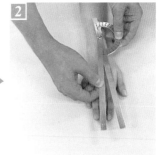

- 设置量角器的各测量轴，即时读取角度值。
- 以5度为增量单位读取测量值。

用树脂量角器测量

- 测量方法同上。
- 巧妙运用量角器半透明的特点，使各轴对齐。
- 以5度为增量单位读取测量值。

 测量的关键点

- 大多数情况下采用坐位测量，但根据情况也可采用卧位测量。
- 将前臂固定在旋前位进行测量。
- 手掌不要离开桌面。

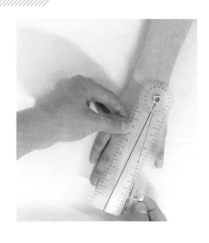

39 手指测量的其他方法：通过测量距离的功能评估法

测量时的注意点

- 不使用量角器的简单测量法。
- 将前臂放在桌子（检测台）上，使其稳定。
- 根据测量目的确定前臂的位置。
- 分别测量左右两侧，比较其差值。

■ 手指指尖间距（厘米）

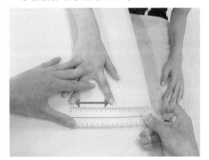

- 手指外展运动（桌面、手掌面）。
- 分别测量手指尖间距。
- 测量各手指指尖之间的直线距离。

■ 手指指尖－手掌间距（tip plam distance, TPD）（厘米）

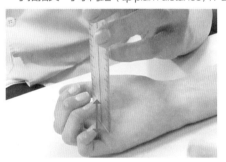

- 手指屈曲运动。
- 分别测量手指前端到手掌褶痕的距离（手掌褶痕：近端手掌褶痕与远端手掌褶痕的重合线）。
- 测量直线距离。

■ 拇指指尖－手掌间距（厘米）

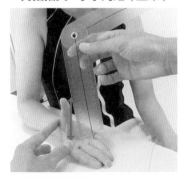

- 拇指掌侧外展运动。
- 测量拇指前端到近端手掌褶痕的距离。
- 测量直线距离。

■ 拇指指尖－手指指尖之间（相对）的距离（厘米）

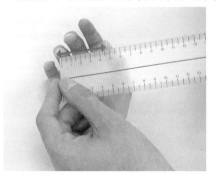

- 相对运动。
- 分别测量拇指前端到各手指前端的距离。
- 测量拇指指尖到各手指指尖的直线距离。

40 关节活动度及手指肌腱功能的评估（TAM）

- 手指肌腱损伤的情况下，要重视手指关节的被动活动度和总主动活动度。
- 手指肌腱的功能可通过总主动活动度（total active motion，TAM）和TPD（参考上一页）进行评估。
- TAM是可用于肌腱修复后的功能评估，例如在针对屈肌腱的评估中，从被修复指3个关节（MCP、PIP、DIP）的屈曲角度总和中减去被修复指3个关节的不充分伸展角度总和。
- %TAM是TAM的对侧比率。通过两侧对比，计算受损程度。
- 在TAM计算中，不要加入各关节过度伸展的角度。

■ TAM：食指屈肌腱损伤案例

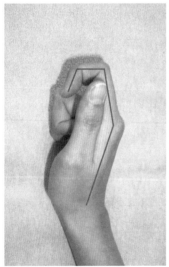
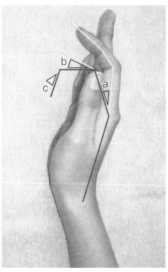

a.手指以最大主动活动度屈曲时　　b.手指以最大主动活动度伸展时

TAM=被修复指3个关节（MCP、PIP、DIP）的屈曲角度总和－被修复指3个关节的不充分伸展角度总和=（上图的）∠a+∠b+∠c

$$\%TAM = \frac{受损手指TAM}{对侧手指TAM} \times 100$$

第3章 针对下肢关节的ROM测量法

1 髋关节屈曲

Hip Joint Flexion

概述

运动的特征

- 在矢状面上，绕额状–水平轴的关节运动。
- 髋关节是下肢的基底关节，其屈曲运动不仅包含移动动作，也包含下肢的上抬。

■ 髋关节屈曲

基本轴	躯干的平行线
移动轴	股骨（大转子与股骨外侧髁中心的连线）
活动度参考范围	0~125度

起始肢体位置

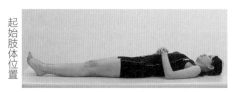

最终活动位置

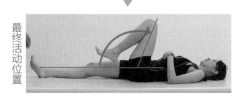

限制因素

髋关节后侧的软组织

- 臀大肌（①）。
- 臀中肌后部纤维（②）。
- 大收肌（③）。
- 关节囊后侧等。

应该注意的代偿运动（参照下一页）

- 骨盆后倾。
- 骨盆向同侧前方旋转。

■ 限制因素

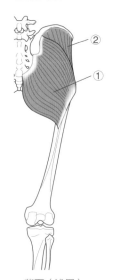

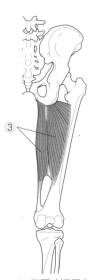

a.背面（浅层）　　　　b.背面（深层）

*图片中的箭头 ➡：测量者的操作；⇨：测量者的制动；⇨：代偿运动

测量肢体基本位置和其他位置之间测量条件的比较（代偿运动的比较）

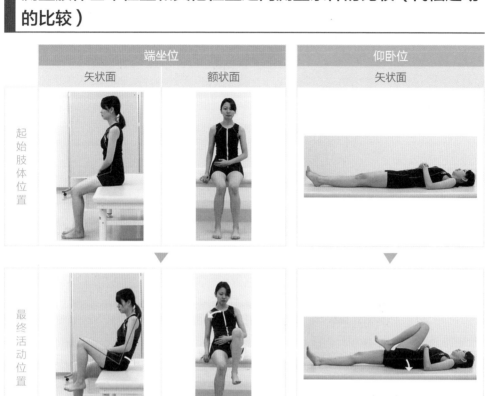

	端坐位		仰卧位
	矢状面	额状面	矢状面
起始肢体位置			
最终活动位置			
代偿运动	躯干和骨盆后倾（＋）	同侧骨盆上抬（＋） 躯干向对侧侧屈（＋）	骨盆后倾（＋）

	矢状面	额状面
如果过度运动		
代偿运动	躯干和骨盆后倾（＋＋）	同侧骨盆上抬（＋＋） 躯干向对侧侧屈（＋＋）

笔记

卧位时的代偿运动是受限制的。

观察要点

- 原则上测量肢体位置为端坐位，但端坐位时在最大活动度的代偿运动比较明显，而仰卧位的代偿运动有所限制。

- 为了准确抑制代偿运动，推荐采用仰卧位测量。

139

基础演练

测量中的注意点

- 关注代偿运动，即髋关节屈曲运动时伴随的骨盆后倾。
- 骨盆后倾会引起对侧大腿后侧上抬，在其即将出现时进行测量。
- 注意被测量者的病史，通过表情和声音来确认其疼痛。

■ 髋关节屈曲

基本轴	躯干的平行线
移动轴	股骨（大转子与股骨外侧髁中心的连线）
运动平面	矢状面
活动度参考范围	0~125度

测量流程

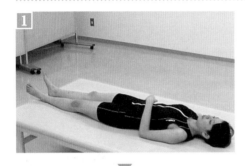

- 起始肢体位置。

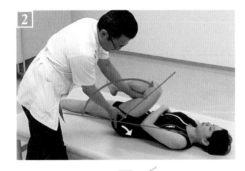

- 确认最大被动活动度。
- 髋关节屈曲时，由于骨盆后倾可能会出现代偿运动，要稳定骨盆。
- 为了不出现"误读"，可设定一个基准，如是否超过了90度，预读大致角度值。

> - 将量角器放在已确定的观察角度上。
> - 再次使测量侧活动到最大活动度。

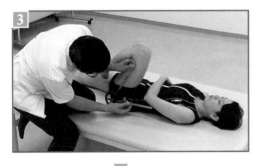

- 将量角器置于各轴，从正侧方即时读取测量值。
- ※ 被测量者身体回到起始肢体位置后再读取结果会出现误差。

测量后，回到起始肢体位置。

应用演练（辨别代偿运动和制动测量法）

■ 无代偿运动

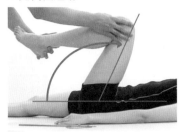

■ 有代偿运动

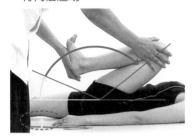

- 由骨盆后倾所引起的对侧大腿后侧上抬（⊙处）。

■ 仰卧位时过度运动导致的代偿运动

矢状面	额状面和水平面
骨盆后倾（+）	无明显变化

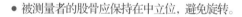 测量的关键点

- 由于骨盆后倾，基本轴（躯干的平行线）变得不稳定，测量时很大可能出现误差。
- 为了测量因髋关节屈曲而产生的骨盆与股骨相对角度的变化，需要稳定骨盆。

制动方法

【徒手操作】

- 因为骨盆后倾伴随着大腿的轴性上抬，所以要通过观察确认代偿运动。
- 测量者用小腿压住被测量者非测量侧的大腿，使骨盆稳定。

- 被测量者的股骨应保持在中立位，避免旋转。

【给被测量者的指示】

- 确认是否出现无力感，是否感到疼痛。
- 因为大腿上侧受压迫，被测量者如有痛感请马上告知。

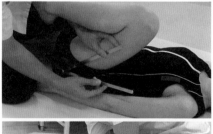

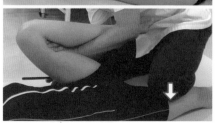

 制动操作的关键点

- 测量者用小腿压住随骨盆后倾产生轴性上抬的大腿，使骨盆稳定。

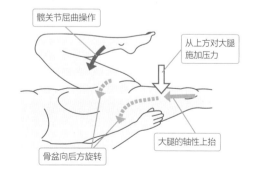

髋关节屈曲操作

从上方对大腿施加压力

大腿的轴性上抬

骨盆向后方旋转

临床应用演练［假设临床膝关节伸展位的测量（SLR）］

SLR测量中出现的代偿运动

- SLR不表示髋关节单纯的屈曲功能。
- SLR是客观描述作为双关节肌群的腘绳肌和坐骨神经等大腿（下肢）后侧软组织的缩短程度与柔韧度的方法。
- 通过比较SLR与膝关节屈曲位的测量值，研究上述进行制动的原因。

■ 无代偿运动

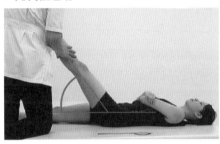

■ 有代偿运动

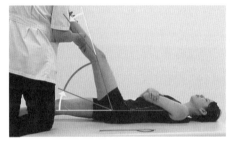

- 骨盆后倾和膝关节屈曲时会出现代偿运动。

■ 进行SLR时出现的代偿运动

矢状面	水平面
骨盆后倾（对侧大腿后侧上抬）（+） 膝关节屈曲（+）	无明显变化

SLR的操作

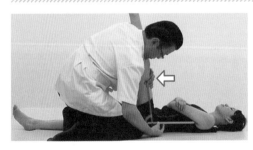

 测量的关键点

- 伴随髋关节屈曲的操作，会出现膝关节的屈曲（腘绳肌的作用）。
- 通过抬高测量者的上身来进行髋关节屈曲操作。
- 向被测量者确认其是否出现无力感，是否感到疼痛。
- 在进行膝关节伸展操作的同时，进行量角器的操作。
- 进行与对侧大腿后侧上抬相关的制动操作（参照第141页的应用演练）。
- 为了防止量角器与身体接触，确保量角器与身体保持1指的间距。

■ 量角器的操作

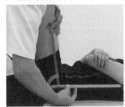

2 髋关节伸展

Hip Joint Extension

概述

运动的特征

- 在矢状面上，绕额状－水平轴的关节运动。
- 髋关节是下肢的基底关节，其伸展运动对抵抗重力，以及在步行和跑步中产生强大的驱动力非常重要。
- 直接关系到步行和跑步过程中的向前推进能力的功能。

起始肢体位置

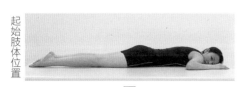

最终活动位置

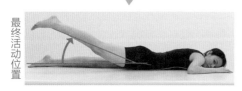

限制因素

髋关节前侧的软组织

- 髂腰肌（①）。
- 股直肌（②）。
- 缝匠肌（③）。
- 髂股韧带（④）。
- 耻股韧带（⑤）。
- 坐股韧带（⑥）。
- 关节囊后侧等。

■ 髋关节伸展

基本轴	躯干的平行线
移动轴	股骨（大转子与股骨外侧髁中心的连线）
活动度参考范围	0~15度

■ 限制因素

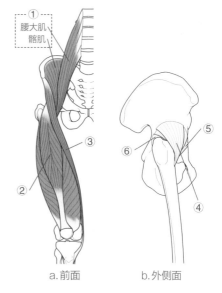

①腰大肌 髂肌

a.前面　　　　b.外侧面

应该注意的代偿运动（参照下一页）

- 骨盆前倾。
- 骨盆向同侧后方旋转。

*图片中的箭头 ➡：测量者的操作；⇨：测量者的制动；⇨：代偿运动

143

测量肢体基本位置的代偿运动的确认

- 在坐位时进行下肢关节向身体后方的运动比较困难。
- 原则上，在俯卧位进行此类运动方向的关节运动的测量。

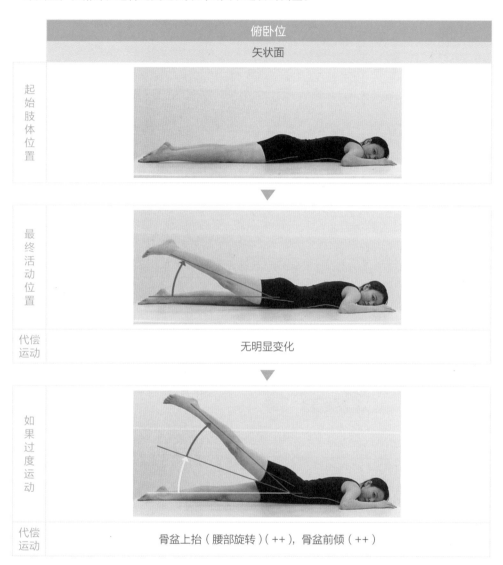

	俯卧位
	矢状面
起始肢体位置	
最终活动位置	
代偿运动	无明显变化
如果过度运动	
代偿运动	骨盆上抬（腰部旋转）（++），骨盆前倾（++）

 观察要点

- 原则上测量肢体位置为俯卧位，在坐位时测量比较困难。在俯卧位测量时，过度伸展时会出现骨盆的代偿运动。

- 为了准确抑制代偿运动，使骨盆稳定，推荐采用俯卧位测量。

> **笔记**
>
> 卧位时的代偿运动是受限制的。

基础演练

测量中的注意点

- 关注代偿运动，即髋关节伸展运动时伴随的骨盆前倾。

- 由于骨盆前倾，会出现同侧骨盆前侧上抬。

- 在骨盆前侧即将上抬时进行测量。

- 注意被测量者的病史，通过表情和声音来确认其疼痛。

■ 髋关节伸展

基本轴	躯干的平行线
移动轴	股骨（大转子与股骨外侧髁中心的连线）
运动平面	矢状面
活动度参考范围	0~15度

测量流程

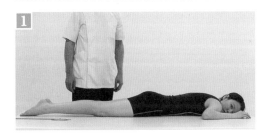

- 起始肢体位置。

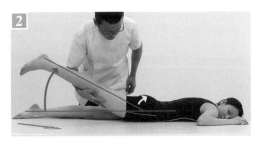

- 确认最大被动活动度。

- 髋关节伸展时，由于可能会出现骨盆前倾的代偿运动，要稳定骨盆。

- 为了不出现"误读"，可设定一个基准，如是否超过了45度，预读大致角度值。

- 将量角器放在已确定的观察角度上。
- 再次使测量侧活动到最大活动度。

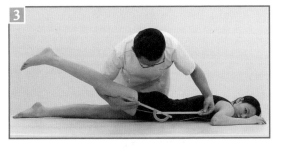

- 将量角器置于各轴，从正侧方即时读取测量值。
※被测量者身体回到起始肢体位置后再读取结果会出现误差。

测量后，回到起始肢体位置。

应用演练（辨别代偿运动和制动测量法）

■ 无代偿运动

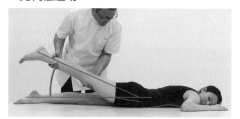

■ 有代偿运动

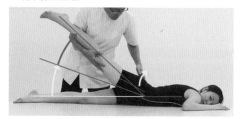

- 由骨盆前倾所引起的同侧骨盆前侧上抬。

■ 俯卧位时过度运动导致的代偿运动

矢状面	额状面
骨盆前倾（++）	无明显变化
骨盆上抬（++）	

测量的关键点

- 由于在髋关节伸展运动的基础上的骨盆运动，移动轴（股骨）变得不稳定，测量时很大可能出现误差。
- 为了测量因髋关节伸展而产生的骨盆与股骨相对角度的变化，需要稳定骨盆。

制动方法

【徒手操作】

- 因为骨盆前倾伴随着同侧骨盆前侧的上抬，所以要通过观察确认代偿运动。
- 测量者用前臂压住被测量者测量侧的坐骨（骨盆后侧中央），使骨盆稳定。
- 测量者用前臂支撑移动轴，通过躯干的伸展来完成操作。

- 双手同时操作量角器。

【给被测量者的指示】

- 确认是否出现无力感，是否感到疼痛。
- 因为从上方对坐骨施加压力，被测量者如有痛感请马上告知。

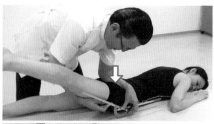

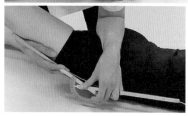

制动操作的关键点

- 测量者用前臂压住坐骨，使骨盆稳定。测量者用前臂支撑移动轴，通过躯干的伸展来完成操作。

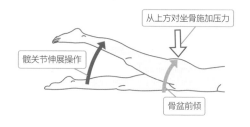

从上方对坐骨施加压力
髋关节伸展操作
骨盆前倾

临床应用演练（针对伸展明显受限的案例的测量）：托马斯法

- 针对髋关节伸展的测量，原则上的测量肢体位置是俯卧位，但对于伸展明显受限的案例来说，测量肢体位置不限。
- 测量者抬高并用胸腹部支撑被测量者对侧的下肢，使其骨盆稳定，从对侧测量限制值。
- 采用托马斯法时出现的代偿运动

矢状面	水平面
过度操作引起的骨盆后倾（＋）	无明显变化

采用托马斯法的测量

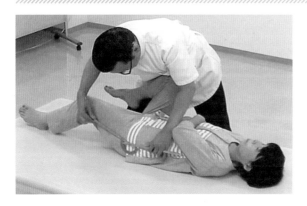

 测量的关键点

- 采用仰卧位测量。
- 测量者抬高并用胸腹部支撑被测量者对侧下肢。
- 对非测量侧下肢进行操作，使骨盆稳定。
- 测量者用前臂向髋关节伸展方向压迫移动轴。
- 因为测量者的手不受限制，所以双手同时进行量角器的操作。
- 量角器的操作

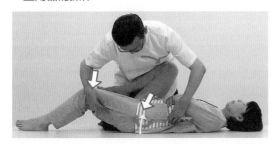

3 髋关节外展

Hip Joint Abduction

概述 📖

运动的特征

- 在额状面上，绕矢状-水平轴的关节运动。
- 髋关节是下肢的基底关节，其外展运动在移动动作和支撑动作中很重要。
- 髋关节在单脚站立的支撑和平衡中起重要作用。

起始肢体位置

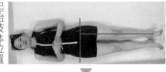

最终活动位置

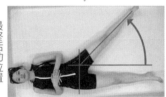

■ 髋关节外展

基本轴	两侧髂前上棘连线的垂直线
移动轴	大腿中心线（从髂前上棘到髌骨中心的连线）
活动度参考范围	0~45度

■ 限制因素

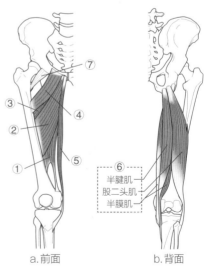

a.前面　　　　b.背面

限制因素

髋关节内侧和后侧的软组织

- 大收肌（①）。
- 长收肌（②）和短收肌（③）。
- 耻骨肌（④）和股薄肌（⑤）。
- 腘绳肌（⑥）。
- 耻股韧带（⑦）和坐股韧带（参照第153页）。
- 关节囊内侧等。

⑥ 半腱肌 股二头肌 半膜肌

应该注意的代偿运动（参照下一页）

- 骨盆向同侧上方倾斜。
- 躯干下半部分向同侧侧屈。

*图片中的箭头 ➡：测量者的操作；⇨：测量者的制动；⇨：代偿运动

148

测量肢体基本位置的代偿运动的确认

- 在坐位时进行下肢关节向身体外侧的运动比较困难。
- 原则上，在仰卧位进行此类运动方向的关节运动的测量。

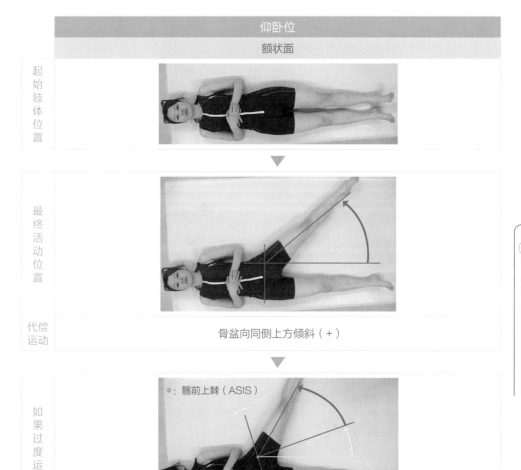

仰卧位
额状面

起始肢体位置	
最终活动位置	
代偿运动	骨盆向同侧上方倾斜（＋）
如果过度运动	●：髂前上棘（ASIS）
代偿运动	骨盆向同侧上方倾斜（＋＋） 躯干下半部分向同侧侧屈（＋＋）

 观察要点

- 原则上测量肢体位置为仰卧位，在坐位和站位时测量比较困难。在仰卧位测量时，过度外展会导致骨盆的代偿运动。
- 为了准确抑制代偿运动，注意观察骨盆的代偿运动。

> **笔记**
>
> 卧位时的代偿运动是受限制的。

基础演练

测量中的注意点

- 关注代偿运动，即髋关节外展运动时伴随的骨盆倾斜。
- 由于骨盆倾斜，会出现对侧大腿向足部的轴性下沉。
- 在即将出现骨盆倾斜及其伴随的大腿轴性下沉运动时进行测量。
- 注意被测量者的病史，通过表情和声音来确认其疼痛。

■ 髋关节外展

基本轴	两侧髂前上棘连线的垂直线
移动轴	大腿中心线（从髂前上棘到髌骨中心的连线）
运动平面	额状面
活动度参考范围	0~45度

测量流程

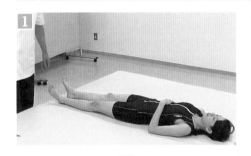

- 起始肢体位置。

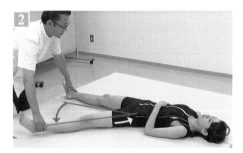

- 确认最大被动活动度。
- 髋关节外展时，由于可能会出现骨盆向同侧上方倾斜的代偿运动，要稳定骨盆。
- 为了不出现"误读"，可设定一个基准，如是否超过了45度，预读大致角度值。

> - 将量角器放在已确定的观察角度上。
> - 再次使测量侧活动到最大活动度。

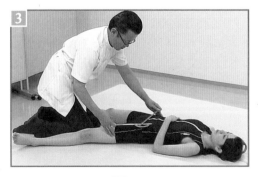

- 将量角器置于各轴，从正侧方即时读取测量值。
- ※ 被测量者身体回到起始肢体位置后再读取结果会出现误差。

测量后，回到起始肢体位置。

应用演练（辨别代偿运动和制动测量法）

■ 无代偿运动

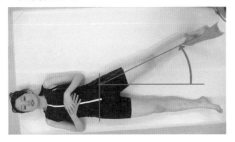

■ 有代偿运动

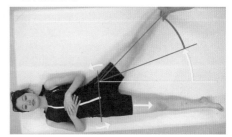

● 由骨盆倾斜所引起的对侧大腿向足部轴性下沉。

■ 仰卧位时过度运动导致的代偿运动

	额状面	矢状面和水平面
骨盆向同侧上方倾斜（++） 躯干下半部分向同侧侧屈（++）		无明显变化

制动方法

【徒手操作】

● 因为骨盆倾斜伴随着大腿的轴性下沉，所以要通过观察确认代偿运动。

● 测量者用小腿压住被测量者非测量侧的大腿，使骨盆稳定。

● 被测量者的股骨应保持在中立位，避免旋转。

【给被测量者的指示】

● 确认是否出现无力感，是否感到疼痛。

● 因为从上方对大腿施加压力，如有痛感请马上告知。

 测量的关键点

● 由于骨盆倾斜，基本轴（两侧髂前上棘连线的垂直线）变得不稳定，测量时很大可能出现误差。

● 为了测量因髋关节外展而产生的骨盆与股骨相对角度的变化，需要稳定骨盆。

 制动操作的关键点

● 测量者用小腿压住被测量者因骨盆倾斜而轴性下沉的大腿，使骨盆稳定。

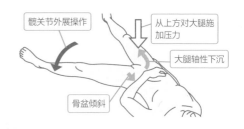

髋关节外展操作　从上方对大腿施加压力　大腿轴性下沉　骨盆倾斜

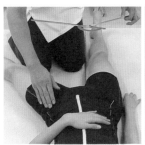

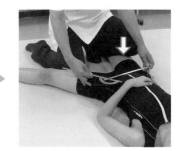

● 检查两侧的ASIS的位置。

临床应用演练（假设临床中两侧同时测量）

- 单侧操作时很难使骨盆稳定的情况下，可以进行双侧操作。
- 双侧操作时可完全制动骨盆倾斜引起的代偿运动。

■ 单侧操作时的髋关节外展

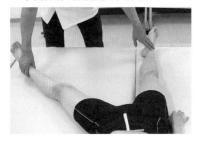

■ 双侧操作时的髋关节外展

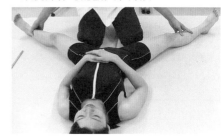

■ 双侧操作中的测量

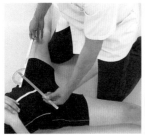
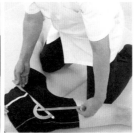

■ 单侧髋关节外展时出现的代偿运动

额状面	矢状面和水平面
骨盆向同侧上方倾斜（++） 躯干下半部分向同侧侧屈（++）	无明显变化

※ 双侧操作时为（－）。

 测量的关键点

- 测量者通过保持大腿远端外展，来逐渐抑制代偿运动。
- 伴随髋关节外展操作会出现骨盆的代偿运动，双侧操作时可以完全制动代偿运动。
- 向被测量者确认其是否出现无力感，是否感到疼痛。
- 确认两侧ASIS的位置，防止基本轴出现偏差。
- 为了防止量角器与身体接触，确保量角器与身体保持1指的间距。

■ 量角器的操作

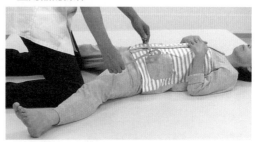

- 在两侧同时进行外展操作。

4 髋关节内收

概述

运动的特征

- 在额状面上，绕矢状－水平轴的关节运动。
- 髋关节是下肢的基底关节，其内收运动在移动动作和支撑动作中很重要。
- 髋关节在单脚站立的平衡中起重要作用。

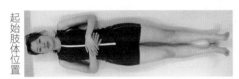

起始肢体位置

▼

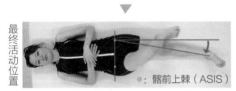

最终活动位置

●：髂前上棘（ASIS）

限制因素

髋关节外侧的软组织

- 臀中肌（①）。
- 臀小肌（②）和臀大肌（③）。
- 阔筋膜张肌（④）。
- 髂股韧带（⑤）和坐股韧带（⑥）。
- 股骨头韧带。
- 关节囊后侧等。

应该注意的代偿运动（参照下一页）

- 骨盆向同侧下方倾斜。
- 躯干下半部向对侧侧屈。

*图片中的箭头 ➡：测量者的操作；⇨：测量者的制动；⇨：代偿运动

■ 髋关节内收

基本轴	两侧髂前上棘连线的垂直线
移动轴	大腿中心线（从髂前上棘到髌骨中心的连线）
活动度参考范围	0~20度

■ 限制因素

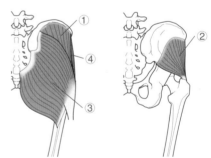

a.背面（浅层）　　b.背面（深层）

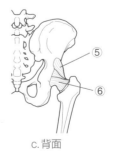

c.背面

测量肢体基本位置的代偿运动的确认

- 在坐位时进行下肢关节向身体外侧的运动比较困难。
- 原则上，在仰卧位进行此类运动方向的关节运动的测量。

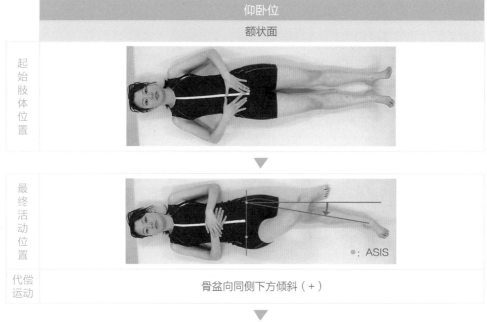

	仰卧位
	额状面
起始肢体位置	
最终活动位置	•: ASIS
代偿运动	骨盆向同侧下方倾斜（+）
如果过度运动	•: ASIS
代偿运动	骨盆向同侧下方倾斜（++） 躯干下半部分向对侧侧屈（++）

 观察要点

- 原则上测量肢体位置为仰卧位，在坐位和站位时测量比较困难。在仰卧位测量时，过度内收会导致骨盆的代偿运动。
- 为了准确抑制代偿运动，注意观察骨盆的代偿运动。

> **笔记**
>
> 卧位时的代偿运动是受限制的。

154

基础演练

测量中的注意点

- 关注代偿运动，即髋关节内收运动时伴随的骨盆倾斜。
- 由于骨盆倾斜，会出现对侧大腿向头部的轴性上提。
- 在即将出现骨盆倾斜及其伴随的大腿轴性上提运动时进行测量。
- 注意被测量者的病史，通过表情和声音来确认其疼痛。

■ 髋关节内收

基本轴	两侧髂前上棘连线的垂直线
移动轴	大腿中心线（从髂前上棘到髌骨中心的连线）
运动平面	额状面
活动度参考范围	0~20度

测量流程

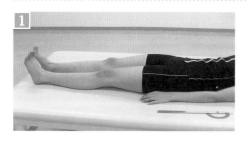

- 起始肢体位置。

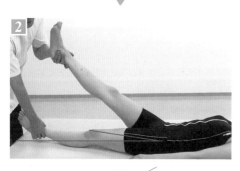

- 抬起对侧下肢，确认最大被动活动度。
- 注意避免测量侧下肢触碰到已经抬起的对侧下肢。
- 髋关节内收时，由于可能会出现骨盆向同侧下方倾斜的代偿运动，要稳定骨盆。
- 为了不出现"误读"，可设定一个基准，如是否超过了45度，预读大致角度值。

> - 将量角器放在已确定的观察角度上。
> - 再次使测量侧活动到最大活动度。

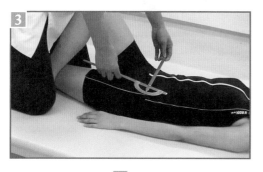

- 测量者用下肢夹住被测量者非测量侧的足部和小腿，使被测量者髋关节最大限度地内收时骨盆稳定。
- 将量角器置于各轴，从正侧方即时读取测量值。
- ※被测量者身体回到起始肢体位置后再读取结果会出现误差。

测量后，回到起始肢体位置。

应用演练（辨别代偿运动和制动测量法）

■ 无代偿运动

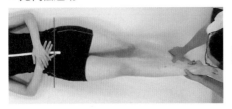

■ 有代偿运动

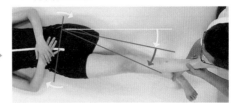

■ 仰卧位时过度运动导致的代偿运动

额状面	矢状面和水平面
骨盆向同侧下方倾斜（++）躯干下半部分向对侧侧屈（++）	无明显变化

测量的关键点

- 由于骨盆倾斜，基本轴（两侧髂前上棘连线的垂直线）变得不稳定，测量时很大可能出现误差。
- 为了测量因髋关节内收而产生的骨盆与股骨相对角度的变化，需要稳定骨盆。
- 基本测量方法与基础演练中的方法一样。

制动方法

【徒手操作】

- 因为骨盆倾斜伴随着大腿的轴性下沉，所以要通过观察确认代偿运动。
- 在被测量者交叉的足部和大腿之间夹毛巾使髋关节最大限度地内收。
- 测量者用小腿支撑被测量者夹着毛巾的下肢，使骨盆稳定。

【给被测量者的指示】

- 确认是否出现无力感，是否感到疼痛。
- 因为从侧面对大腿施加压力，如有痛感请马上告知。

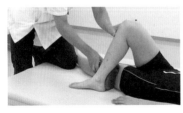

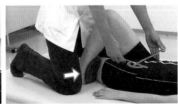

※测量前再次确认两侧ASIS的位置。

 制动操作的关键点

- 在被测量者交叉的足部和大腿之间夹毛巾使髋关节最大限度地内收，测量者用小腿支撑被测量者夹着毛巾的下肢，使骨盆稳定。

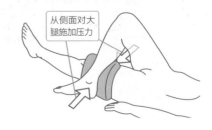

从侧面对大腿施加压力

临床应用演练（假设临床仰卧位的测量）

- 为了将骨盆的代偿运动抑制在最小范围内，并能够测量髋关节内收最大活动度，需要将被测量者交叉的下肢放在测量者的膝关节处。
- 为了测量最大活动度，测量者要灵活运用下肢，要注意被测量者是否疼痛。

■ 单侧髋关节内收时出现的代偿运动

额状面	矢状面和水平面
骨盆向同侧下方倾斜（++） 躯干下半部分向对侧侧屈（++）	无明显变化

※ 双侧操作时为（−）。

■ 单侧髋关节内收

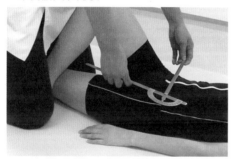

■ 双侧髋关节内收

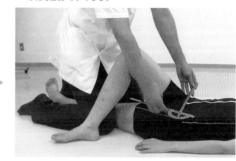

 测量的关键点

- 测量者通过增大被测量者大腿与其对侧足部之间的距离，以进行更大程度的内收操作来逐渐抑制代偿运动。
- 伴随髋关节内收操作会出现骨盆的代偿运动，双侧操作时可以完全制动代偿运动。
- 向被测量者确认其是否出现无力感，是否感到疼痛。
- 确认两侧ASIS的位置，防止基本轴出现偏差。
- 为了防止量角器与身体接触，确保量角器与身体保持1指的间距。

■ 量角器的操作

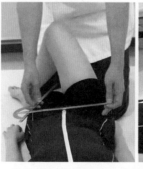
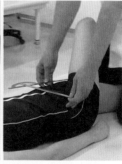

5 髋关节外旋

Hip Joint External Rotation

概 述

运动的特征

- 在额状面上，绕矢状 - 水平轴的关节运动。
- 髋关节是下肢的基底关节，其外旋运动不仅在移动动作和支撑动作中很重要，在调整包含足部的下肢的方向时也很重要。

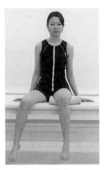

起始肢体位置

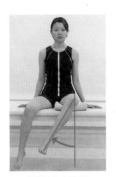

最终活动位置

限制因素

髋关节前侧和外侧的软组织

- 臀小肌（①）和臀中肌前部纤维（②）。
- 阔筋膜张肌（③）。
- 半腱肌（④）和半膜肌（⑤）。
- 髂股韧带（⑥）和耻股韧带（⑦）。
- 关节囊后侧等。

应该注意的代偿运动（参照下一页）

- 骨盆向对侧上抬。
- 躯干侧屈和倾斜。

■ 髋关节外旋

基本轴	髌骨向下的垂直线
移动轴	小腿中心线（从髌骨中心到踝关节内外踝中心的连线）
活动度参考范围	0~45度

■ 限制因素

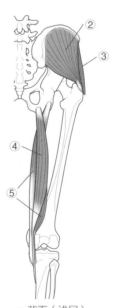

a.背面（浅层）

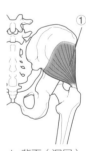

b.背面（深层）

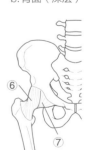

c.前面

*图片中的箭头 ➡ : 测量者的操作；⇨ : 测量者的制动；⇨ : 代偿运动

测量肢体基本位置和其他位置之间测量条件的比较（代偿运动的比较）

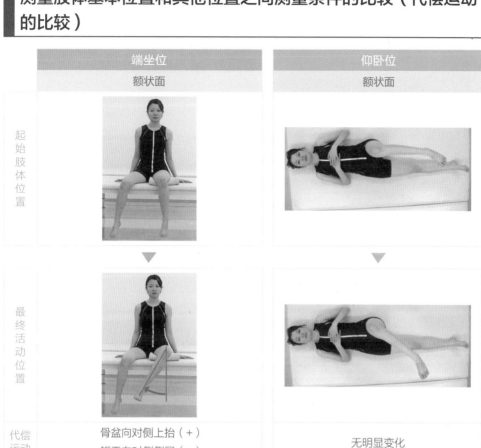

	端坐位	仰卧位
	额状面	额状面
起始肢体位置		
最终活动位置		
代偿运动	骨盆向对侧上抬（＋） 躯干向对侧侧屈（＋）	无明显变化

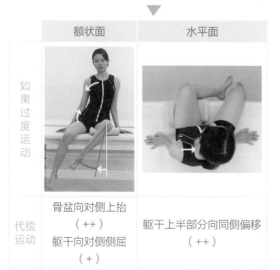

	额状面	水平面
如果过度运动		
代偿运动	骨盆向对侧上抬（＋＋） 躯干向对侧侧屈（＋）	躯干上半部分向同侧偏移（＋＋）

笔记

卧位时的代偿运动是受限制的。

观察要点

- 原则上测量肢体位置为端坐位或者仰卧位，端坐位时躯干和骨盆会出现较明显的代偿运动。仰卧位时躯干得以稳定，骨盆的代偿运动受到限制。

- 为了准确抑制代偿运动，推荐采用仰卧位测量。

基础演练①

测量中的注意点

- 关注代偿运动，即髋关节外旋运动时伴随的骨盆倾斜。
- 由于骨盆倾斜，会出现对侧大腿向头部的轴性上提。
- 在即将出现骨盆倾斜及其伴随的大腿轴性上提运动时进行测量。
- 注意被测量者的病史，通过表情和声音来确认其疼痛。

■ 髋关节外旋

基本轴	髌骨向下的垂直线
移动轴	小腿中心线（从髌骨中心到踝关节内外踝中心的连线）
运动平面	额状面
活动度参考范围	0~45度

测量流程

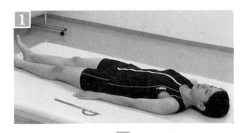

- 起始肢体位置。

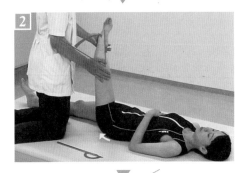

- 确认最大被动活动度。
- 髋关节外旋时，由于可能会出现骨盆向对侧上抬的代偿运动，要稳定骨盆。
- 为了不出现"误读"，可设定一个基准，如是否超过了45度，预读大致角度值。

> - 将量角器放在已确定的观察角度上。
> - 再次使测量侧活动到最大活动度。

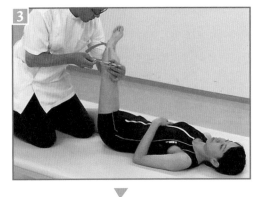

- 将量角器置于各轴，从正侧方即时读取测量值。
- ※被测量者身体回到起始肢体位置后再读取结果会出现误差。

测量后，回到起始肢体位置。

基础演练②

测量中的注意点

- 关注代偿运动，即髋关节外旋运动时伴随的骨盆倾斜。
- 由于骨盆倾斜，会出现躯干向对侧的侧屈。
- 在即将出现骨盆倾斜及其伴随的躯干向对侧侧屈时进行测量。
- 注意被测量者的病史，通过表情和声音来确认其疼痛。

■ 髋关节外旋

基本轴	髌骨向下的垂直线
移动轴	小腿中心线（从髌骨中心到踝关节内外踝中心的连线）
运动平面	额状面
活动度参考范围	0~45度

测量流程

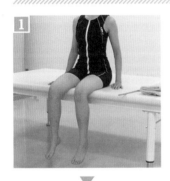

1

- 起始肢体位置。

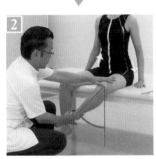

2

- 确认最大被动活动度。
- 髋关节外旋时，由于骨盆向对侧上抬可能会出现代偿运动，要稳定骨盆。
- 为了不出现"误读"，可设定一个基准，如是否超过了45度，预读大致角度值。

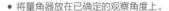

> - 将量角器放在已确定的观察角度上。
> - 再次使测量侧活动到最大活动度。

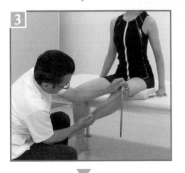

3

- 将量角器置于各轴，从正侧方即时读取测量值。

※被测量者身体回到起始肢体位置后再读取结果会出现误差。

测量后，回到起始肢体位置。

应用演练（辨别代偿运动和制动测量法）

■ 髋关节外旋所伴随的骨盆代偿运动

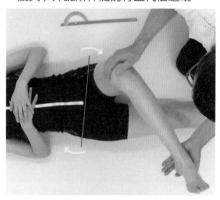

■ 仰卧位时过度运动导致的代偿运动

额状面	矢状面和水平面
骨盆向同侧下沉（+） 躯干下半部分侧屈（+）	无明显变化

 测量的关键点

- 由于骨盆倾斜，基本轴（髌骨向下的垂直线）变得不稳定，测量时很大可能出现误差。
- 为了测量因髋关节外旋而产生的骨盆与股骨相对角度的变化，需要稳定骨盆。
- 基本测量方法与基础演练中的方法一样。

制动方法

【徒手操作】

- 因为骨盆倾斜伴随着股骨的轴性上提，所以要通过观察确认代偿运动。
- 测量者用前臂支撑移动轴，用上臂挤压进行外旋操作。
- 为了维持运动轴和运动平面，保持髋关节与膝关节呈90度。
- 为了稳定骨盆，测量者用小腿压住被测量者对侧的大腿。

【给被测量者的指示】

- 确认是否出现无力感，是否感到疼痛。
- 因为从上方对大腿施加压力，如有痛感请马上告知。

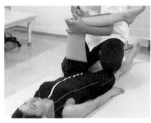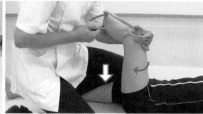

 制动操作的关键点

- 测量者用小腿压住被测量者因骨盆倾斜而轴性上提的大腿，来使骨盆稳定；在用上臂进行外旋操作的同时进行量角器的操作。

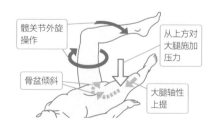

临床应用演练（假设临床坐位的测量）

端坐位时测量中出现的代偿运动

■ 无代偿运动

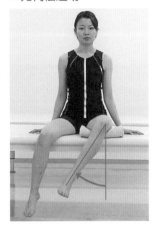

■ 有代偿运动

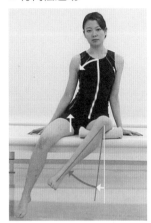

■ 端坐位时出现的代偿运动

额状面	水平面
骨盆向对侧上抬（++） 躯干向对侧侧屈（++）	躯干上半部分向同侧偏移（++）

椅坐位时的测量

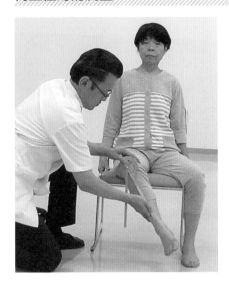

 测量的关键点

- 制动伴随髋关节外旋而产生的骨盆代偿运动。
- 为了制动骨盆的代偿运动，让被测量者用手支撑椅子，有意识地避免坐骨结节上抬。
- 向被测量者确认是否出现无力感，是否感到疼痛。
- 测量时确认骨盆是否水平，注意避免基本轴出现偏差。
- 为防止量角器与身体接触，确保量角器与身体保持1指的间距。

■ 量角器的操作

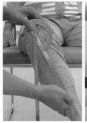
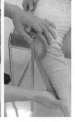

6 髋关节内旋

概 述

运动的特征

- 在额状面上，绕矢状–水平轴的关节运动。
- 髋关节是下肢的基底关节，其内旋运动不仅在移动动作和支撑动作中很重要，在调整包含足部的下肢的方向时也很重要。

■ 髋关节内旋

基本轴	髌骨向下的垂直线
移动轴	小腿中心线（从髌骨中心到踝关节内外踝中心的连线）
活动度参考范围	0~45度

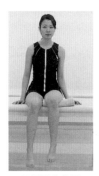
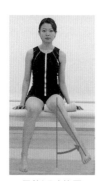

起始肢体位置　　　　最终活动位置

■ 限制因素

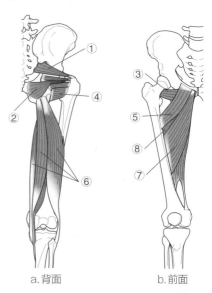

a.背面　　　　　b.前面

限制因素

髋关节后侧和内侧的软组织

- 臀大肌（参照第138页）和梨状肌（①）。
- 闭孔内肌（②）和闭孔外肌（③）。
- 股方肌（④）和耻骨肌（⑤）。
- 腘绳肌（⑥）。
- 长收肌（⑦）和短收肌（⑧）。
- 坐股韧带（参照第143页）。
- 关节囊前侧等。

应该注意的代偿运动（参照下一页）

- 骨盆向同侧上抬。
- 躯干侧屈和倾斜。

*图片中的箭头 ➡ ：测量者的操作；➩：测量者的制动；➪：代偿运动

测量肢体基本位置和其他位置之间测量条件的比较（代偿运动的比较）

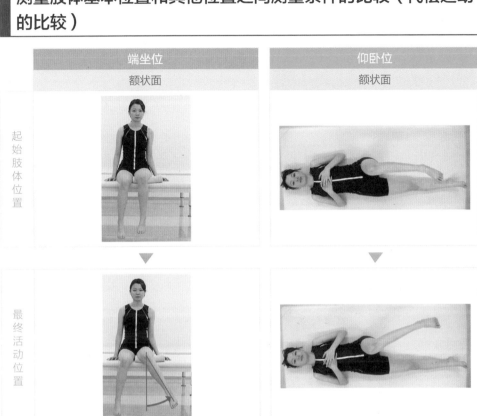

端坐位	仰卧位
额状面	额状面

起始肢体位置

最终活动位置

代偿运动

躯干向同侧侧屈（＋）	无明显变化

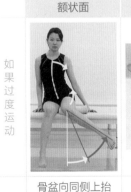

额状面	水平面

如果过度运动

代偿运动

骨盆向同侧上抬 （＋＋） 躯干向同侧侧屈 （＋）	躯干上半部分向 对侧偏移（＋＋）

笔记

卧位时的代偿运动是受限制的。

观察要点

- 原则上测量肢体位置为端坐位或仰卧位，端坐位时躯干和骨盆会出现较明显的代偿运动。仰卧位时躯干得以稳定，骨盆的代偿运动受到限制。
- 为了准确抑制代偿运动，推荐采用仰卧位测量。

基础演练①

测量中的注意点

- 关注代偿运动，即髋关节内旋运动时伴随的骨盆倾斜。
- 由于骨盆倾斜，会出现对侧大腿向足部的轴性下沉。
- 在即将出现骨盆倾斜及其伴随的大腿轴性下沉运动时进行测量。
- 注意被测量者的病史，通过表情和声音来确认其疼痛。

■ 髋关节内旋

基本轴	髌骨向下的垂直线
移动轴	小腿中心线（从髌骨中心到踝关节内外踝中心的连线）
运动平面	额状面
活动度参考范围	0~45度

测量流程

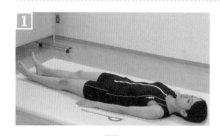

- 起始肢体位置。

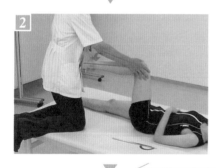

- 确认最大被动活动度。
- 髋关节内旋时，由于可能会出现骨盆向同侧上抬的代偿运动，要稳定骨盆。
- 为了不出现"误读"，可设定一个基准，如是否超过了45度，预读大致角度值。

> - 将量角器放在已确定的观察角度上。
> - 再次使测量侧活动到最大活动度。

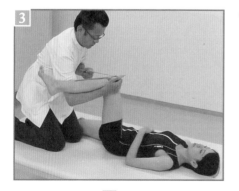

- 将量角器置于各轴，从正侧方即时读取测量值。
※被测量者身体回到起始肢体位置后再读取结果会出现误差。

测量后，回到起始肢体位置。

基础演练②

测量中的注意点

- 关注代偿运动，即髋关节内旋运动时伴随的骨盆倾斜。
- 由于骨盆倾斜，会出现躯干向同侧的侧屈。
- 在即将出现骨盆倾斜及其伴随的躯干向同侧侧屈时进行测量。
- 注意被测量者的病史，通过表情和声音来确认其疼痛。

■ 髋关节内旋

基本轴	髌骨向下的垂直线
移动轴	小腿中心线（从髌骨中心到踝关节内外踝中心的连线）
运动平面	额状面
活动度参考范围	0~45度

测量流程

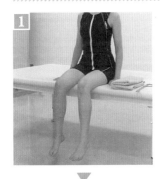

- 起始肢体位置。

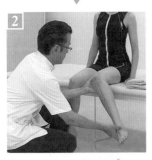

- 确认最大被动活动度。
- 髋关节内旋时，由于可能会出现骨盆向同侧上抬的代偿运动，要稳定骨盆。
- 为了不出现"误读"，可设定一个基准，如是否超过了45度，预读大致角度值。

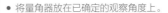

- 将量角器放在已确定的观察角度上。
- 再次使测量侧活动到最大活动度。

- 将量角器置于各轴，从正侧方即时读取测量值。
- ※被测量者身体回到起始肢体位置后再读取结果会出现误差。

测量后，回到起始肢体位置。

应用演练（辨别代偿运动和制动测量法）

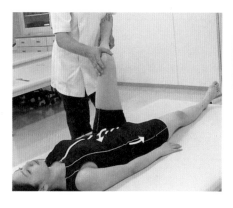

■ 仰卧位时过度运动导致的代偿运动

额状面	矢状面和水平面
骨盆向同侧上抬（＋） 骨盆向对侧下沉（＋） 躯干下半部分侧屈（＋）	无明显变化

 测量的关键点

- 由于骨盆倾斜，基本轴（髌骨向下的垂直线）变得不稳定，测量时很可能出现误差。
- 为了测量因髋关节内旋而产生的骨盆与股骨相对角度的变化，需要稳定骨盆。
- 基本测量方法与基础演练中的方法一样。

制动方法

【徒手操作】

- 因为骨盆倾斜伴随着股骨的轴性下沉，所以要通过观察确认代偿运动。
- 测量者用前臂支撑移动轴，用上臂挤压进行内旋操作。
- 为了维持运动轴和运动平面，保持髋关节与膝关节呈90度。
- 为了稳定骨盆，测量者用小腿压住被测量者对侧的大腿。

【给被测量者的指示】

- 确认是否出现无力感，是否感到疼痛。
- 因为从上方对大腿施加压力，如有痛感请马上告知。

■ 从上方对大腿施加压力

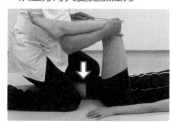

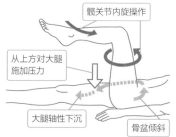

髋关节内旋操作

从上方对大腿施加压力

大腿轴性下沉

骨盆倾斜

 制动操作的关键点

- 测量者用小腿压住被测量者的大腿，使骨盆稳定；在用上臂进行内旋操作的同时进行量角器的操作。

■ 从侧面对大腿施加压力

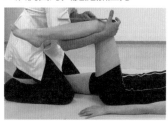

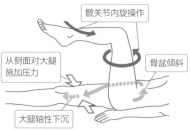

髋关节内旋操作

从侧面对大腿施加压力

大腿轴性下沉

骨盆倾斜

- 通过制动大腿的轴性下沉制动骨盆的旋转。

临床应用演练（假设临床坐位的测量）

端坐位时测量中出现的代偿运动

- 无代偿运动

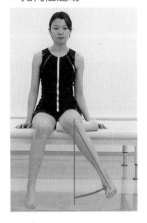

- 有代偿运动

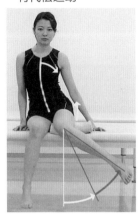

- 端坐位时出现的代偿运动

额状面	水平面
骨盆向同侧上抬（++） 躯干向同侧侧屈（++）	躯干上半部分向对侧偏移（++）

椅坐位时的测量

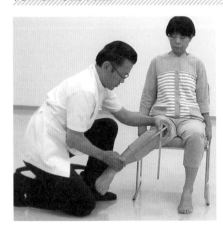

 测量的关键点

- 制动伴随髋关节内旋而产生的骨盆代偿运动。
- 为了制动骨盆的代偿运动，让被测量者用手支撑椅子，有意识地避免坐骨结节上抬。
- 向被测量者确认是否出现无力感，是否感到疼痛。
- 测量时确认骨盆是否水平，注意避免基本轴出现偏差。
- 为了防止量角器与身体接触，确保量角器与身体保持1指的间距。

- 量角器的操作

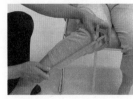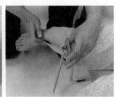

7 膝关节屈曲

Knee Joint Flexion

概述

运动的特征

- 在矢状面上，绕额状－水平轴的关节运动。
- 膝关节是下肢的中间关节，其屈曲运动在行走时站立中期的驱动和迈步后期的制动中很重要。

■ 膝关节屈曲

基本轴	股骨
移动轴	腓骨（腓骨头与外踝的连线）
活动度参考范围	0~130度

起始肢体位置

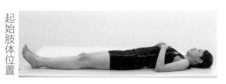

最终活动位置

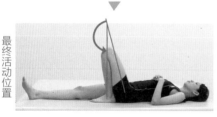

限制因素

膝关节前侧的软组织

- 股四头肌（①）。

※股直肌（尤其是膝关节处于伸展位时）。

- 关节囊前侧等。

应该注意的代偿运动（参照下一页）

- 如果骨盆不稳定，基本轴的确定可能会有误差。
- 如果髋关节不稳定，运动平面会出现偏差。

■ 限制因素

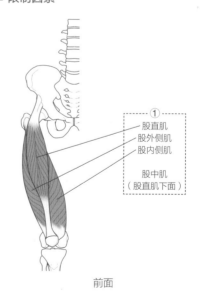

①
股直肌
股外侧肌
股内侧肌

股中肌
（股直肌下面）

前面

*图片中的箭头 ➡：测量者的操作；⇨：测量者的制动；⇨：代偿运动

测量肢体基本位置和其他位置之间测量条件的比较（代偿运动的比较）

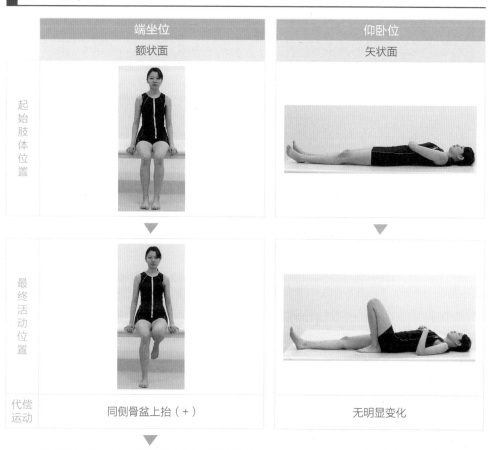

端坐位	仰卧位
额状面	矢状面

	端坐位 额状面	仰卧位 矢状面
起始肢体位置		
最终活动位置		
代偿运动	同侧骨盆上抬（＋）	无明显变化

第 ③ 章 针对下肢关节的ROM测量法

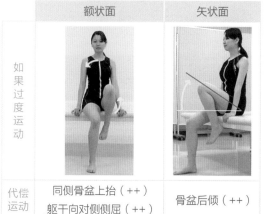

	额状面	矢状面
如果过度运动		
代偿运动	同侧骨盆上抬（＋＋） 躯干向对侧侧屈（＋＋）	骨盆后倾（＋＋）

笔记

卧位时的代偿运动是受限制的。

🔍 观察要点

- 原则上测量肢体位置为仰卧位，端坐位时躯干和骨盆会出现较明显的代偿运动。仰卧位时躯干和骨盆得以稳定，代偿运动受到限制。

- 为了准确抑制代偿运动，推荐采用仰卧位测量。

171

基础演练

测量中的注意点

- 关注代偿运动，即膝关节屈曲运动时伴随的骨盆上抬。
- 在同侧髂后上棘即将上抬时进行测量。
- 注意被测量者的病史，通过表情和声音来确认其疼痛。

■ 膝关节屈曲

基本轴	股骨
移动轴	腓骨（腓骨头与外踝的连线）
运动平面	矢状面
活动度参考范围	0~130度

测量流程

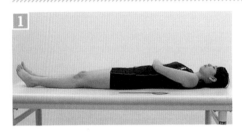

- 起始肢体位置。

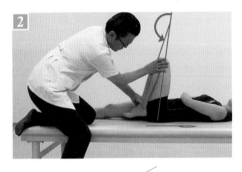

- 确认最大被动活动度。
- 膝关节屈曲时，由于骨盆后倾可能会出现代偿运动，要稳定骨盆。
- 健康的关节活动度下，跟骨可移动至同侧坐骨。
- 为了不出现"误读"，可设定一个基准，如是否超过了90度或者135度，预读大致角度值。

> - 将量角器放在已确定的观察角度上。
> - 再次使测量侧活动到最大活动度。

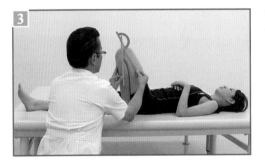

- 测量者将被测量者的足跟移动到同侧坐骨。
- 将量角器置于各轴，从正侧方时即时读取测量值。
- ※被测量者身体回到起始肢体位置后再读取结果会出现误差。

测量后，回到起始肢体位置。

应用演练（辨别代偿运动和制动测量法）

■ 无代偿运动

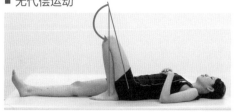

■ 有代偿运动

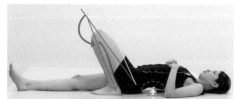

● 出现明显的腰椎前凸（ ⬚ 处）。

■ 仰卧位时过度运动导致的代偿运动

矢状面	额状面
骨盆前倾（＋） 腰椎前凸（＋）	无明显变化

制动方法

● 由于骨盆前倾，会让人产生基本轴（股骨）移动的错觉。

● 为了测量膝关节与股骨和腓骨相对角度的变化，需要稳定骨盆，防止误差产生。

【徒手操作】

● 在最大活动度范围内将被测量者膝关节向地面下压（右图）。

● 将被测量者股骨向髋关节屈曲方向压迫，使骨盆处于适当位置。

● 稳定股骨。

■ 最大活动度的制动方法

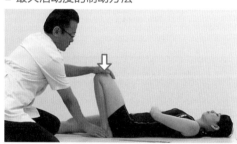

【给被测量者的指示】

● 确认是否出现无力感，是否感到疼痛。

● 因为从上方对膝关节施加压力，如有痛感请马上告知。

 制动操作的关键点

● 向地面下压膝关节，消除骨盆前倾，使骨盆稳定。

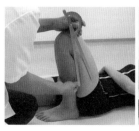 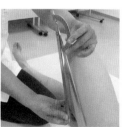

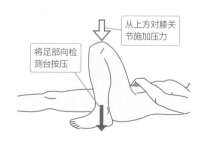

从上方对膝关节施加压力

将足部向检测台按压

8 膝关节伸展

概述

运动的特征

- 在矢状面上，绕额状–水平轴的关节运动。
- 膝关节是下肢的中间关节，其伸展运动在站立和行走等抗重力运动中起很重要的作用。

■ 膝关节伸展

基本轴	股骨
移动轴	腓骨（腓骨头与外踝的连线）
活动度 参考范围	0~0度

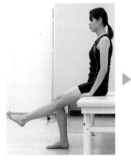
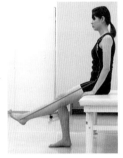

起始肢体位置　　最终活动位置

限制因素

膝关节后侧的软组织

- 腘绳肌（①）。
- 腘肌（②）。
- 侧副韧带。
- 关节囊前侧等。

应该注意的代偿运动（参照下一页）

- 如果骨盆不稳定，基本轴的确定可能会有误差。
- 如果髋关节不稳定，运动平面会出现偏差。

■ 限制因素

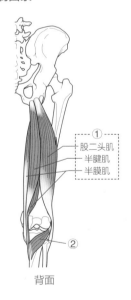

①
股二头肌
半腱肌
半膜肌

②

背面

*图片中的箭头 ➡：测量者的操作；⇨：测量者的制动；⇨：代偿运动

测量肢体基本位置和其他位置之间测量条件的比较（代偿运动的比较）

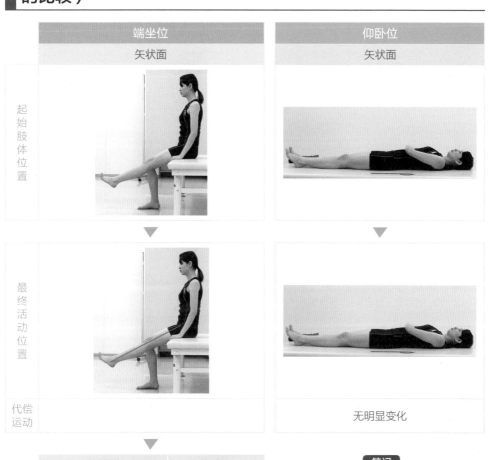

端坐位	仰卧位
矢状面	矢状面

起始肢体位置

最终活动位置

| 代偿运动 | 无明显变化 |

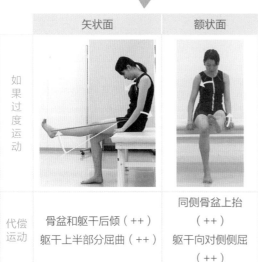

矢状面	额状面

如果过度运动

代偿运动	骨盆和躯干后倾（＋＋） 躯干上半部分屈曲（＋＋）	同侧骨盆上抬（＋＋） 躯干向对侧侧屈（＋＋）

※ 可能会被误认为是膝关节的伸展角度增加了。

笔记

卧位时的代偿运动是受限制的。

🔍 观察要点

- 原则上测量肢体位置为仰卧位或俯卧位，端坐位时躯干和骨盆会出现较明显的代偿运动。卧位时躯干和骨盆得以稳定，代偿运动受到限制。
- 为了准确抑制代偿运动，推荐采用仰卧位测量。

基础演练

测量中的注意点

- 关注代偿运动，即髋关节的旋转运动。
- 男性较易出现髋关节外旋运动，女性较易出现髋关节内旋运动。因为涉及运动平面的偏差，所以要注意。
- 注意被测量者的病史，通过表情和声音来确认其疼痛。

■ 膝关节伸展

基本轴	股骨
移动轴	腓骨（腓骨头与外踝的连线）
运动平面	矢状面
活动度参考范围	0~0度

测量流程

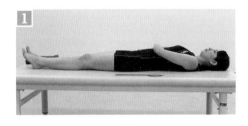

1

- 起始肢体位置。

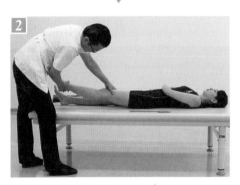

2

- 确认最大被动活动度。
- 膝关节伸展时，注意髋关节的旋转运动。
- 为了不出现"误读"，在起始肢体位置时深入观察是否存在细微移动。

> - 将量角器放在已确定的观察角度上。
> - 再次使测量侧活动到最大活动度。

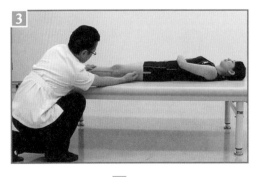

3

- 垫高被测量者的足跟，使腘窝离开检测台。
- 测量膝关节因重力伸展的角度。
- 将量角器置于各轴，从正侧方即时读取测量值。
- ※被测量者身体回到起始肢体位置后再读取结果会出现误差。

测量后，回到起始肢体位置。

应用演练（辨别代偿运动和制动测量法）

- 为了测量膝关节与股骨和腓骨相对角度的变化，必须消除骨盆和髋关节不稳定导致的误差。

■ 仰卧位的测量

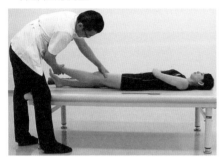 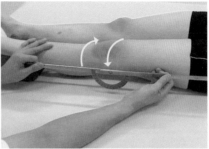

- 由于髋关节出现旋转运动，运动平面变得不稳定（++）。

制动方法

【徒手操作】

- 在俯卧位时测量。
- 在最大活动度范围内将被测量者小腿向地面下压（下图）。
- 测量者用前臂向地面方向压迫被测量者坐骨（骨盆），使骨盆处于适当位置。
- 消除因骨盆的代偿运动而产生的股骨不稳定。

【给被测量者的指示】

- 确认是否出现无力感，是否感到疼痛。
- 若被测量者小腿及臀部存在压迫痛或膝关节存在伸展痛，请尽快告知。

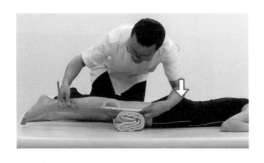

 制动操作的关键点

- 向地面下压小腿，通过下压坐骨来抑制髋关节屈曲，制动代偿运动。同时进行量角器的操作。

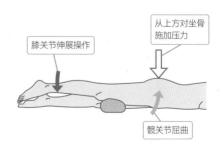

膝关节伸展操作

从上方对坐骨施加压力

髋关节屈曲

临床应用演练（针对伸展受限的案例的仰卧位测量）

- 原则上针对膝关节伸展的测量肢体位置是俯卧位，但对于伸展受限的案例来说，对测量肢体位置不做要求。
- 测量者应在保持被测量者的骨盆稳定的情况下，从外侧观察并测量限制值。

■ 仰卧位时出现的代偿运动

髋关节出现旋转运动导致的运动平面不稳定（++）

仰卧位时的测量

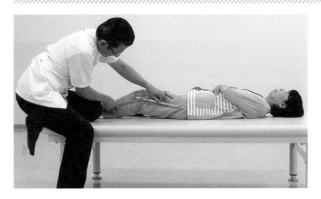

 测量的关键点

- 测量者用手掌压迫被测量者测量侧大腿前侧，做膝关节伸展操作。
- 对大腿进行操作来抑制髋关节的旋转运动。
- 在操作基本轴和移动轴的同时进行量角器的操作。
- 注意运动平面，不要让量角器与被测量者密切接触。

■ 量角器的操作

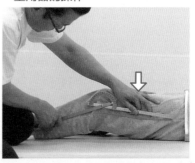

178

9 踝关节跖屈

概述

运动的特征

- 在矢状面上，绕额状 – 水平轴的关节运动。
- 踝关节是下肢的较大的、位于最远端的关节，在站立时保持平衡和移动的过程中起重要作用。

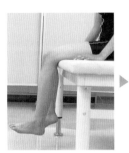

起始肢体位置

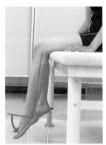

最终活动位置

限制因素

踝关节前侧的软组织

- 胫骨前肌（①）。
- 踇长伸肌（②）。
- 趾长伸肌（③）。
- 第3腓骨肌（④）。
- 内侧副韧带前侧以及中间纤维（⑤）。
- 外侧副韧带前侧纤维（⑥）。
- 三角韧带（⑦）。
- 关节囊前侧等。

■ 踝关节跖屈

基本轴	腓骨的垂直线
移动轴	第5跖骨
活动度参考范围	0~45度

■ 限制因素

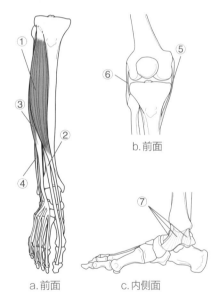

a.前面　　b.前面　　c.内侧面

应该注意的代偿运动（参照下一页）

- 如果小腿不稳定，基本轴的确定可能会有误差。

*图片中的箭头 ➡ : 测量者的操作；⇨ : 测量者的制动；⇨ : 代偿运动

测量肢体基本位置和其他位置之间测量条件的比较（代偿运动的比较）

	端坐位	仰卧位
	矢状面	矢状面
起始肢体位置	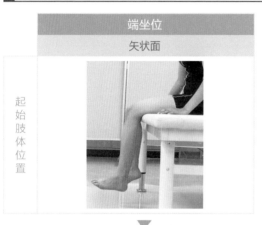	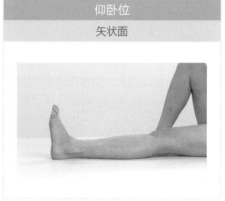
最终活动位置	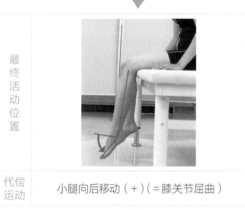	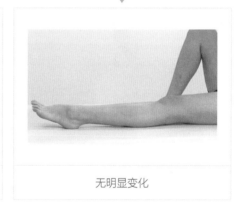
代偿运动	小腿向后移动（＋）（＝膝关节屈曲）	无明显变化

	矢状面
如果过度运动	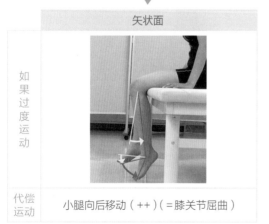
代偿运动	小腿向后移动（＋＋）（＝膝关节屈曲）

笔记

卧位时的代偿运动是受限制的。

🔍 观察要点

- 原则上测量肢体位置为端坐位或仰卧位。端坐位时会出现小腿向后移动（膝关节屈曲）的代偿运动。仰卧位时小腿得以稳定，因此基本轴也得以稳定。

- 为了准确抑制代偿运动，推荐采用仰卧位测量。

基础演练

测量中的注意点

- 关注代偿运动，即腘窝上抬（膝关节屈曲）所伴随的小腿倾斜度增大。
- 在腘窝即将上抬时进行测量。
- 测量的起始肢体位置与腓骨垂直，因此需先用量角器找到与腓骨呈90度的移动轴位置。过程中一定要注意避免误读。
- 注意被测量者的病史，通过表情和声音来确认其疼痛。

■ 踝关节跖屈

基本轴	腓骨的垂直线
移动轴	第5跖骨
运动平面	矢状面
活动度参考范围	0~45度

测量流程

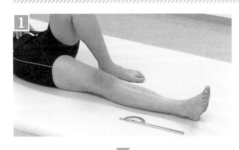

- 起始肢体位置。

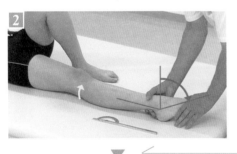

- 确认最大被动活动度。
- 踝关节跖屈时，由于小腿倾斜度增大可能会出现代偿运动，要稳定小腿。
- 尽可能让与腓骨的夹角为90度的地方作为起始肢体位置。
- 为了不出现"误读"，可设定一个基准，如是否超过了30度或者45度，预读大致角度值。

> - 将量角器放在已确定的观察角度上。

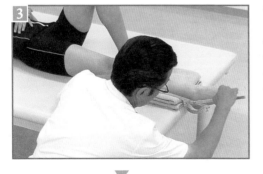

- 为了避免接触被测量者足跟，让被测量者足部伸出检测台。
- 在被测量者与检测台接触的跟腱处垫上毛巾或海绵垫。
- 再次使测量侧活动到最大活动度。
- 避免被测量者腘窝上抬，稳定小腿。
- 将量角器置于各轴，即时从正侧方读取测量值。
- ※被测量者身体回到起始肢体位置后再读取结果会出现误差。

测量后，回到起始肢体位置。

应用演练（辨别代偿运动和制动测量法）

■ 无代偿运动

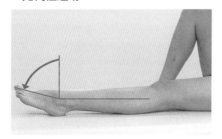

■ 有代偿运动

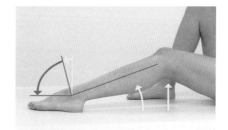

- 因膝关节和髋关节屈曲而出现的小腿倾斜（基本轴不稳定）。

■ 仰卧位时过度运动导致的代偿运动

矢状面	额状面
腘窝上抬（＋） ※膝关节屈曲	无明显变化

笔记
- 膝关节屈曲会让人产生基本轴（腓骨的垂直线）运动的错觉。
- 为了测量因踝关节跖屈而产生的腓骨与足部相对角度的变化，有必要稳定小腿。

制动方法

【徒手操作】

- 垫高被测量者足跟，由于自重会使被测量者膝关节自动伸展，测量者向床面方向压迫被测量者的小腿。
- 足部操作与压迫操作一样，为了避免被测量者髋关节旋转，使其保持中立位。
- 移动轴的操作为压迫足背，注意不要让足趾屈曲。

【给被测量者的指示】

- 确认是否出现无力感，是否感到疼痛。
- 由于从上方对小腿施加压力，若因压迫而疼痛，请尽快告知。

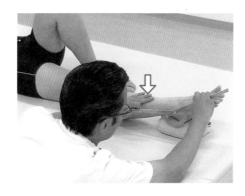

 制动操作的关键点

- 为了避免被测量者腘窝上抬，稳定被测量者小腿，测量者以足跟为支点进行压迫操作。

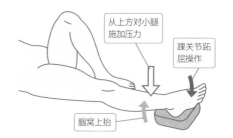

从上方对小腿施加压力

踝关节跖屈操作

腘窝上抬

临床应用演练（假设临床坐位的测量）

- 针对踝关节跖屈的测量肢体位置虽然较推荐仰卧位，但临床中采用坐位的情况较多。
- 在测量者的下肢上进行操作，通过三点支撑稳定被测量者的小腿。

■ 坐位时出现的代偿运动

膝关节屈曲导致的小腿不稳定（++）

椅坐位时的测量

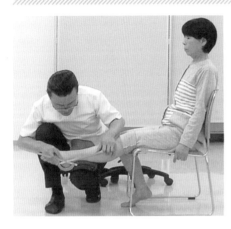

 测量的关键点

- 测量者用前臂压迫被测量者的小腿前侧，使小腿稳定。
- 在测量者的下肢上进行操作，通过三点支撑稳定被测量者的小腿。
- 使用毛巾等，注意避免使被测量者产生压迫痛。
- 在操作基本轴和移动轴的同时进行量角器的操作。
- 注意运动平面，不要让量角器与被测量者密切接触。

■ 量角器的操作

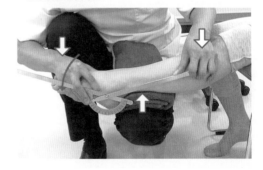

10 踝关节背屈

Ankle Joint Dorsiflexion

概述

运动的特征

- 在矢状面上，绕额状 – 水平轴的关节运动。
- 踝关节是下肢较大的、位于最远端的关节，在站立时保持平衡和移动的过程中起重要作用。

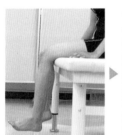
起始肢体位置

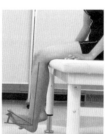
最终活动位置

限制因素

踝关节后侧的软组织

- 小腿三头肌（比目鱼肌和腓肠肌）（①）。
- 腓骨长肌（②）和腓骨短肌（③）。
- 胫骨后肌（④）。
- 蹈长屈肌（⑤）和趾长屈肌（⑥）。
- 内侧副韧带中间以及后侧纤维（⑦）。
- 外侧副韧带中间以及后侧纤维（⑧）。
- 关节囊后侧等。

应该注意的代偿运动（参照下一页）

- 如果小腿不稳定，基本轴的确定可能会有误差。

■ 踝关节背屈

基本轴	腓骨的垂直线
移动轴	第5跖骨
活动度参考范围	0~20度

■ 限制因素

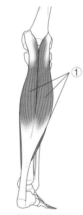
a.背面（浅层）

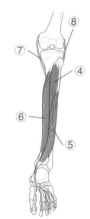
b.背面（深层）

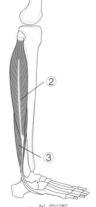
c.外侧面

*图片中的箭头 ➡：测量者的操作；⇨：测量者的制动；⇨：代偿运动

测量肢体基本位置和其他位置之间测量条件的比较（代偿运动的比较）

端坐位	仰卧位
矢状面	矢状面

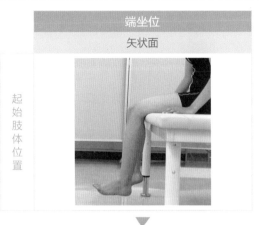
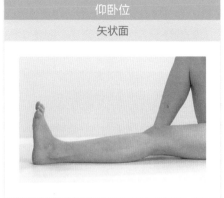

起始肢体位置

最终活动位置

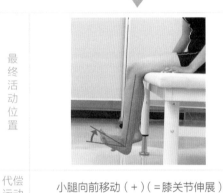
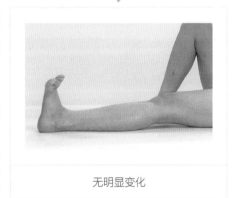

| 代偿运动 | 小腿向前移动（＋）（＝膝关节伸展） | 无明显变化 |

矢状面

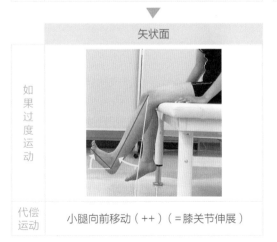

如果过度运动

| 代偿运动 | 小腿向前移动（＋＋）（＝膝关节伸展） |

笔记

卧位时的代偿运动是受限制的。

🔍 **观察要点**

- 原则上测量肢体位置为端坐位或仰卧位。端坐位时会出现小腿向前移动（膝关节伸展）的代偿运动。仰卧位时小腿得以稳定，因此基本轴也得以稳定。

- 为了准确抑制代偿运动，推荐采用仰卧位测量。

基础演练

测量中的注意点

- 为了避免腓肠肌的影响，在膝关节处于屈曲位时测量。
- 关注代偿运动，即膝关节及髋关节的屈曲运动伴随的小腿倾斜度增大。
- 在足跟即将向头部方向移动时进行测量。
- 测量的起始肢体位置与腓骨垂直，因此需先用量角器找到与腓骨呈90度的移动轴位置。过程中一定要注意避免误读。
- 注意被测量者的病史，通过表情和声音来确认其疼痛。

■ 踝关节背屈

基本轴	腓骨的垂直线
移动轴	第5跖骨
运动平面	矢状面
活动度参考范围	0~20度

测量流程

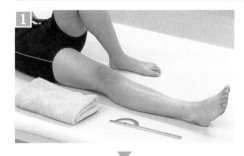

- 起始肢体位置。

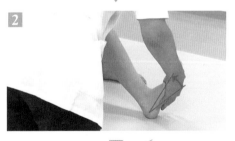

- 确认最大被动活动度。
- 踝关节背屈时，由于小腿倾斜度增大可能会出现代偿运动，要稳定小腿。
- 为了不出现"误读"，尽可能将与腓骨的夹角为90度的位置当作起始肢体位置。

> - 将量角器放在已确定的观察角度上。
> - 再次使测量侧活动到最大活动度。

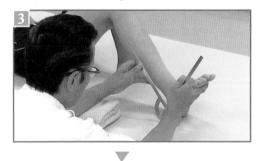

- 避免足跟向头部方向移动，稳定小腿。
- 将量角器置于各轴，即时从正侧方读取数值。
- ※被测量者身体回到起始肢体位置后再读取结果会出现误差。

测量后，回到起始肢体位置。

应用演练（辨别代偿运动和制动测量法）

■ 无代偿运动

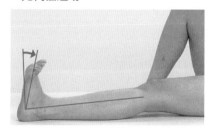

■ 有代偿运动

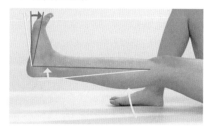

- 因髋关节屈曲而出现的小腿前移（基本轴不稳定）。

■ 仰卧位时过度运动导致的代偿运动

矢状面	额状面
小腿向前移动（+） ※ 髋关节屈曲	无明显变化

笔记
- 髋关节屈曲会让人产生基本轴（腓骨的垂直线）运动的错觉。
- 为了测量因踝关节背屈而产生的腓骨与足部相对角度的变化，有必要稳定小腿。

制动方法

【徒手操作】
- 测量者用前臂压迫踝关节背屈。
- 前臂进行的压迫操作通过测量者的重心移动来实现。
- 为了制动髋关节屈曲的代偿运动，从大腿前侧向髋关节伸展的方向施加压力。

【给被测量者的指示】
- 确认是否出现无力感，是否感到疼痛。
- 由于从前侧对大腿施加压力，若因压迫而疼痛，请尽快告知。

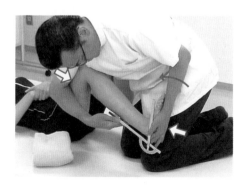

🖐 制动操作的关键点

- 从大腿向足部、从足底向头部方向的压迫操作通过测量者的重心移动来实现。

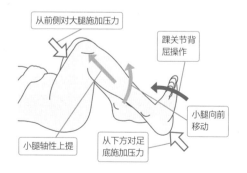

从前侧对大腿施加压力
踝关节背屈操作
小腿向前移动
小腿轴性上提
从下方对足底施加压力

临床应用演练（假设临床坐位的测量）

- 针对踝关节背屈的测量肢体位置虽然较推荐仰卧位，但临床中采用坐位的情况较多。注意保持小腿的稳定，用前臂来进行背屈操作。
- 测量者重心移动，灵活运用下肢的内收运动，便能很容易地进行背屈操作。

■ 坐位时出现的代偿运动

髋关节屈曲导致的小腿不稳定（++）

椅坐位时的测量

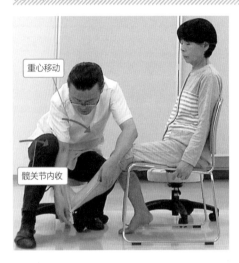

测量的关键点

- 测量者用前臂压迫被测量者的大腿前侧（膝关节），使小腿稳定。
- 测量者用前臂压迫被测量者的足底，通过重心移动和下肢的内收来进行背屈操作。
- 在操作基本轴和移动轴的同时，进行量角器的操作。
- 注意运动平面，不要让量角器与被测量者密切接触。

■ 量角器的操作

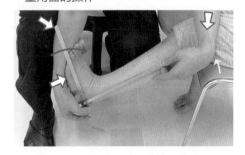

11 足外翻

Foot Eversion

概述 📖

运动的特征

- 在额状面上，绕矢状－水平轴的关节运动。
- 踝关节是下肢较大的、位于最远端的关节。足外翻在站立时保持平衡的过程中，尤其是在额状面上保持平衡的过程中起重要作用。

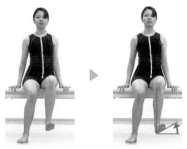

起始肢体位置　　　　最终活动位置

限制因素

踝关节后内侧的软组织

- 胫骨后肌（①）。
- 踇长屈肌（②）。
- 趾长屈肌（③）。
- 胫骨前肌（④）和踇长伸肌（⑤）。
- 内侧副韧带（⑥）。
- 三角韧带（参照第179页）。
- 关节囊内侧等。

应该注意的代偿运动（参照下一页）

- 如果小腿和髋关节不稳定，基本轴的确定可能会有误差。

■ 足外翻

基本轴	小腿轴的垂直线
移动轴	足底
活动度参考范围	0~20度
图	

图中：0度

■ 限制因素

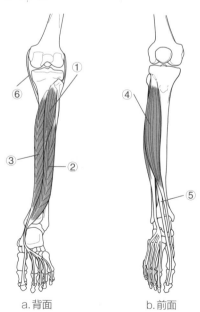

a. 背面　　　　b. 前面

*图片中的箭头 ➡：测量者的操作；⇨：测量者的制动；⇨：代偿运动

第3章　针对下肢关节的ROM测量法

测量肢体基本位置和其他位置之间测量条件的比较（代偿运动的比较）

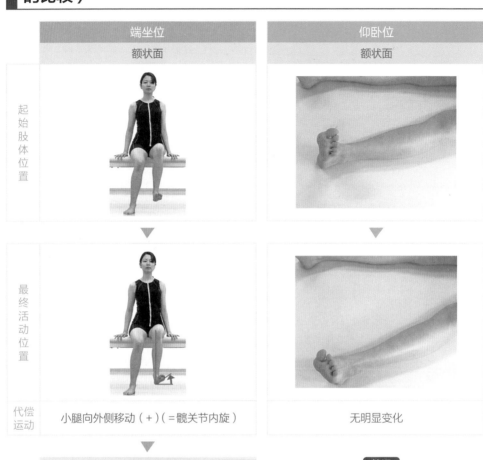

	端坐位	仰卧位
	额状面	额状面
起始肢体位置		
最终活动位置		
代偿运动	小腿向外侧移动（＋）（＝髋关节内旋）	无明显变化

额状面

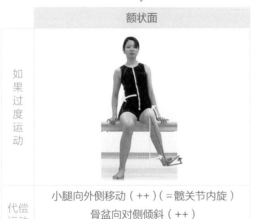

如果过度运动	
代偿运动	小腿向外侧移动（＋＋）（＝髋关节内旋） 骨盆向对侧倾斜（＋＋） （＝躯干向对侧倾斜）

笔记

卧位时的代偿运动是受限制的。

🔍 观察要点

- 原则上测量肢体位置为端坐位或仰卧位。端坐位时会出现小腿向外侧移动（髋关节内旋）的代偿运动。仰卧位时小腿得以稳定，因此基本轴也得以稳定。
- 为了准确抑制代偿运动，推荐采用仰卧位测量。

基础演练

测量中的注意点

- 注意髋关节外展的代偿运动。
- 注意足跟不要向外侧移动。
- 在足跟即将向外侧移动时进行测量。
- 测量的起始肢体位置与小腿轴垂直，因此需先用量角器找到与小腿轴呈90度的移动轴位置。过程中一定要注意避免误读。
- 注意被测量者的病史，通过表情和声音来确认其疼痛。

■ 足外翻

基本轴	小腿轴的垂直线
移动轴	足底
运动平面	额状面
活动度参考范围	0~20度

测量流程

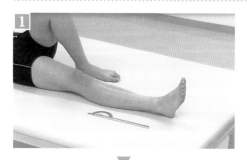

- 起始肢体位置。

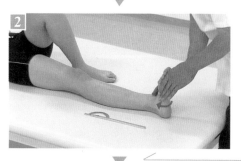

- 确认最大被动活动度。
- 足外翻时，由于髋关节外展可能会出现代偿运动，要稳定小腿。
- 注意避免小腿轴不稳定。
- 为了不出现"误读"，可设定一个基准，如是否超过了10度或者20度，预读大致角度值。

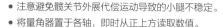

- 将量角器放在已确定的观察角度上。
- 再次使测量侧活动到最大活动度。

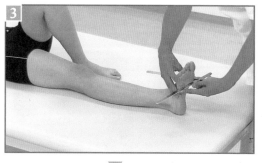

- 注意避免髋关节外展代偿运动导致的小腿不稳定。
- 将量角器置于各轴，即时从正上方读取数值。
- ※被测量者身体回到起始肢体位置后再读取结果会出现误差。

测量后，回到起始肢体位置。

临床应用演练（假设临床坐位的测量）

端坐位时测量中出现的代偿运动

- 针对足外翻的测量肢体位置虽然较推荐仰卧位，但临床中采用坐位的情况较多。垫高被测量者大腿，使小腿稳定，进行测量。

- 无代偿运动　　　　　　　■ 有代偿运动

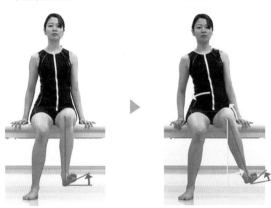

- 坐位时出现的代偿运动

髋关节内旋导致的小腿不稳定（++）

椅坐位时的测量

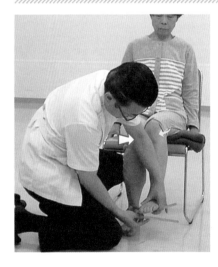

 测量的关键点

- 用毛巾、海绵垫等将被测量者大腿垫高，使足底离开地面。
- 使小腿轴（即可确定基本轴的基准轴）与地面垂直，注意不要倾斜。
- 如果小腿轴与地面垂直，基本轴就可与地面平行。
- 在操作移动轴的同时进行量角器的操作。
- 注意运动平面，量角器与足底轻微接触。

■ 量角器的操作

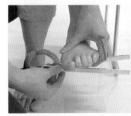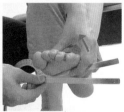

12 足内翻

Foot Inversion

概述

运动的特征

- 在额状面上，绕矢状－水平轴的关节运动。
- 踝关节是下肢较大的、位于最远端的关节。足内翻在站立时保持平衡的过程中，尤其是在额状面上保持平衡的过程中起重要作用。

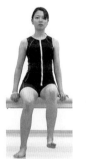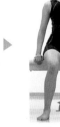

起始肢体位置　　　　　最终活动位置

限制因素

踝关节后外侧的软组织

- 腓骨长肌（①）。
- 腓骨短肌（②）。
- 第3腓骨肌（③）和趾长伸肌（④）。
- 外侧副韧带（⑤）。
- 关节囊外侧等。

应该注意的代偿运动（参照下一页）

- 如果小腿和髋关节不稳定，基本轴的确定可能会有误差。

■ 足内翻

基本轴	小腿轴的垂直线
移动轴	足底
活动度参考范围	0~30度
图	

0度

■ 限制因素

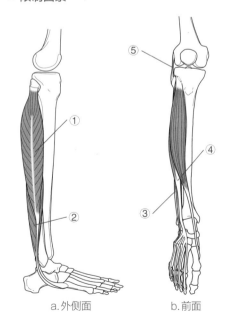

a.外侧面　　　　b.前面

*图片中的箭头 ➡：测量者的操作；⇨：测量者的制动；⇨：代偿运动

测量肢体基本位置和其他位置之间测量条件的比较（代偿运动的比较）

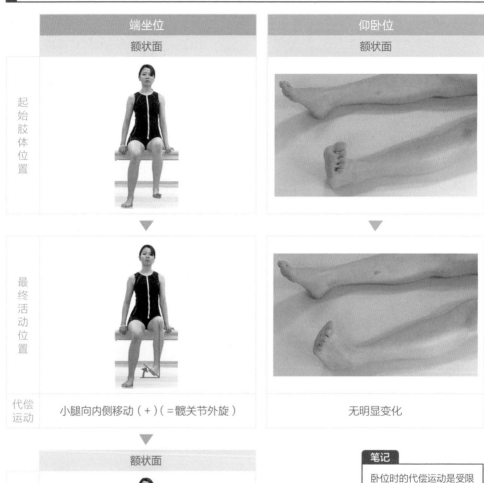

	端坐位	仰卧位
	额状面	额状面
起始肢体位置		
最终活动位置		
代偿运动	小腿向内侧移动（＋）（＝髋关节外旋）	无明显变化

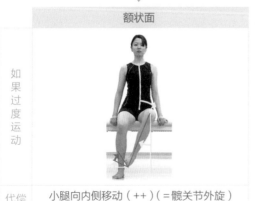

	额状面
如果过度运动	
代偿运动	小腿向内侧移动（＋＋）（＝髋关节外旋） 骨盆向同侧倾斜（＋＋）（＝躯干向同侧倾斜）

笔记

卧位时的代偿运动是受限制的。

🔍 观察要点

- 原则上测量肢体位置为端坐位或仰卧位。端坐位时会出现小腿向内侧移动（髋关节外旋）的代偿运动。仰卧位时小腿得以稳定，因此基本轴也得以稳定。

- 为了准确抑制代偿运动，推荐采用仰卧位测量。

基础演练

测量中的注意点

- 注意髋关节内收的代偿运动。
- 注意足跟不要向内侧移动。
- 在足跟即将向内侧移动时进行测量。
- 测量的起始肢体位置与小腿轴垂直，因此需

  先用量角器找到与小腿轴呈90度的移动轴位置。过程中一定要注意避免误读。
- 注意被测量者的病史，通过表情和声音来确认其疼痛。

■ 足内翻

基本轴	小腿轴的垂直线
移动轴	足底
运动平面	额状面
活动度参考范围	0~30度

测量流程

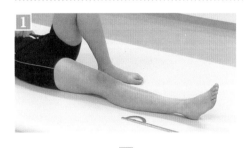

- 起始肢体位置。

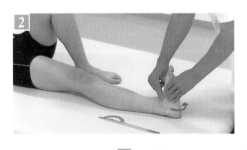

- 确认最大被动活动度。
- 足内翻时，由于髋关节内收可能会出现代偿运动，要稳定小腿。
- 注意避免小腿轴不稳定。
- 为了不出现"误读"，可设定一个基准，如是否超过了15度或者30度，预读大致角度值。

> - 将量角器放在已确定的观察角度上。
> - 再次使测量侧活动到最大活动度。

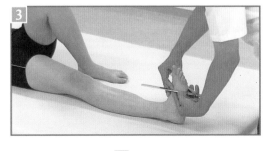

- 注意避免髋关节内收导致的小腿不稳定。
- 将量角器置于各轴，即时从正上方读取数值。
- ※被测量者身体回到起始肢体位置后再读取结果会出现误差。

测量后，回到起始肢体位置。

临床应用演练（假设临床坐位的测量）

端坐位时测量中出现的代偿运动

● 针对足内翻的测量肢体位置虽然较推荐仰卧位，但临床中采用坐位的情况较多。垫高被测量者大腿，使小腿稳定，进行测量。

■ 无代偿运动   ■ 有代偿运动

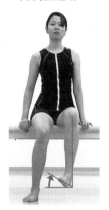   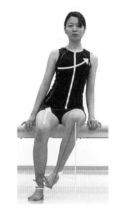

■ 坐位时出现的代偿运动

髋关节外旋导致的小腿不稳定（++）

椅坐位时的测量

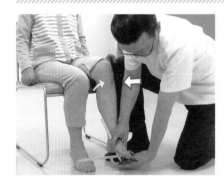

 测量的关键点

● 用毛巾、海绵垫等将被测量者大腿垫高，使足底离开地面。

● 使小腿轴（即可确定基本轴的基准轴）与地面垂直，注意不要倾斜。

● 如果小腿轴与地面垂直，基本轴就可与地面平行。

● 在操作移动轴的同时进行量角器的操作。

■ 量角器的操作

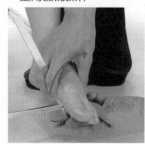

● 注意运动平面，量角器与足底轻微接触。

13 足外展

概述

运动的特征

- 在额状面上，绕矢状－水平轴的关节运动。
- 踝关节是下肢较大的、位于最远端的关节。足外展在站立时保持平衡的过程中起重要作用。

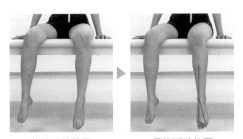

起始肢体位置　　　　　最终活动位置

■ 足外展

基本轴	第1、第2跖骨之间的中心线
移动轴	第1、第2跖骨之间的中心线
活动度参考范围	0~10度
图	0度

※ 在临床中基本轴也可以是小腿中心线。

限制因素

踝关节前内侧的软组织
- 胫骨前肌（①）。
- 蹈长伸肌（②）。
- 内侧副韧带前侧纤维（③）。
- 三角韧带（④）。
- 关节囊内侧等。

■ 限制因素

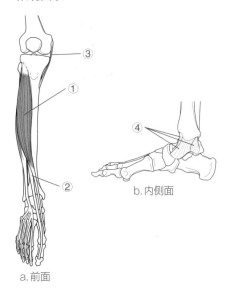

b. 内侧面

a. 前面

应该注意的代偿运动（参照下一页）

- 如果小腿和髋关节不稳定，基本轴的确定可能会有误差。

*图片中的箭头 ➡：测量者的操作；⇨：测量者的制动；⇨：代偿运动

测量肢体基本位置和其他位置之间测量条件的比较（代偿运动的比较）

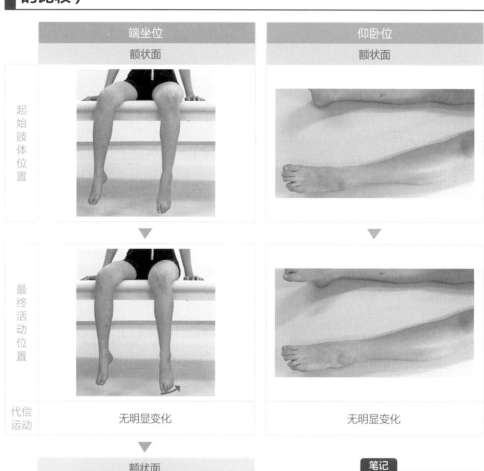

端坐位	仰卧位
额状面	额状面

	端坐位	仰卧位
起始肢体位置		
最终活动位置		
代偿运动	无明显变化	无明显变化

额状面

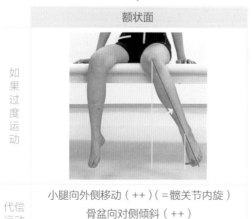

如果过度运动	
代偿运动	小腿向外侧移动（++）（＝髋关节内旋） 骨盆向对侧倾斜（++） （＝躯干向对侧倾斜）

笔记

卧位时的代偿运动是受限制的。

🔍 观察要点

- 原则上测量肢体位置为端坐位或仰卧位。端坐位时会出现小腿向外侧移动（髋关节内旋）的代偿运动。仰卧位时小腿得以稳定，因此基本轴也得以稳定。

- 为了准确抑制代偿运动，推荐采用仰卧位测量。

基础演练

测量中的注意点

- 注意髋关节外展的代偿运动。
- 注意足跟不要向外侧移动。
- 在足跟即将向外侧移动时进行测量。
- 为了避免测量误差，使基本轴与小腿中心线的延长线对齐，测量相对小腿中心线的运动角度（如本节所示）。
- 注意被测量者的病史，通过表情和声音来确认其疼痛。

■ 足外展

基本轴	第1、第2跖骨之间的中心线
移动轴	第1、第2跖骨之间的中心线
运动平面	额状面
活动度参考范围	0~10度

※ 在临床中基本轴也可以是小腿中心线。

测量流程

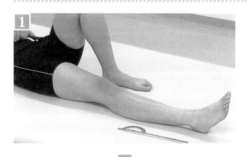

- 起始肢体位置。

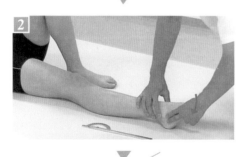

- 确认最大被动活动度。
- 足外展时，由于髋关节外展可能会出现代偿运动，要稳定小腿。
- 确保小腿中心线的延长线在基本轴上。
- 为了不出现"误读"，可设定一个基准，如是否超过了10度或者20度，预读大致角度值。

  - 将量角器放在已确定的观察角度上。
  - 再次使测量侧活动到最大活动度。

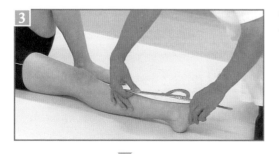

- 注意避免髋关节外展导致的小腿不稳定。
- 将量角器置于各轴，即时从正上方读取数值。
※被测量者身体回到起始肢体位置后再读取结果会出现误差。

测量后，回到起始肢体位置。

临床应用演练（假设临床坐位的测量）

- 针对足外展的测量肢体位置虽然较推荐仰卧位，但临床中采用坐位的情况较多。
- 在测量者的下肢上进行操作，通过三点支撑使被测量者的小腿稳定，进行测量。

■ 坐位时出现的代偿运动

> 髋关节外展导致的小腿不稳定（＋＋）

椅坐位时的测量

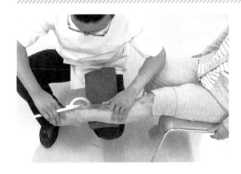

 测量的关键点

- 测量者对被测量者的小腿前侧和足背施加压力，使小腿稳定。
- 在测量者的下肢上进行操作，通过三点支撑使被测量者的小腿稳定。
- 使用毛巾、海绵垫等，注意避免使被测量者产生压迫痛。
- 在操作基本轴和移动轴的同时进行量角器的操作。
- 注意运动平面，量角器不要与被测量者密切接触。

■ 量角器的操作

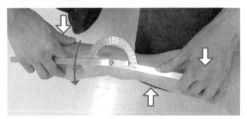

用树脂量角器测量

- 足外展在踝关节处于跖屈位时测量，若使用金属量角器就得在远离关节运动平面的位置测量。
- 使用树脂量角器可以更接近关节运动平面。用这个方法测量可以得到正确的结果。

■ 用树脂量角器进行测量

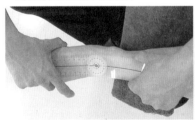

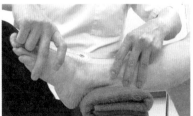

14 足内收

Foot Adduction

概述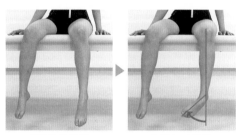

运动的特征

- 在额状面上，绕矢状－水平轴的关节运动。
- 踝关节是下肢较大的、位于最远端的关节。足内收在站立时保持平衡的过程中起重要作用。

起始肢体位置　　　　最终活动位置

限制因素

踝关节前外侧的软组织

- 趾长伸肌（①）。
- 第3腓骨肌（②）。
- 外侧副韧带前侧纤维（③）。
- 关节囊内侧等。

应该注意的代偿运动（参照下一页）

- 如果小腿和髋关节不稳定，基本轴的确定可能会有误差。

■ 足内收

基本轴	第1、第2跖骨之间的中心线
移动轴	第1、第2跖骨之间的中心线
活动度参考范围	0~20度
图	0度

※ 在临床中基本轴也可以是小腿中心线。

■ 限制因素

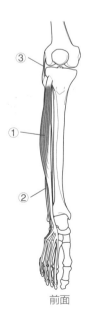

前面

*图片中的箭头 ➡：测量者的操作；⇨：测量者的制动；⇨：代偿运动

测量肢体基本位置和其他位置之间测量条件的比较（代偿运动的比较）

	端坐位	仰卧位
	额状面	额状面
起始肢体位置	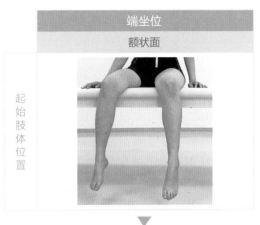	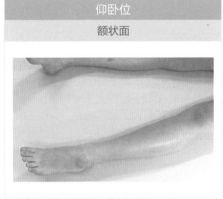
最终活动位置	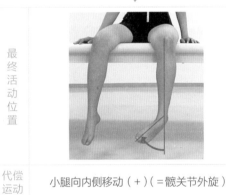	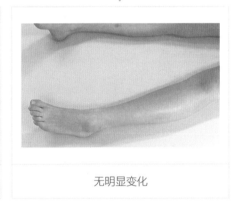
代偿运动	小腿向内侧移动（＋）（＝髋关节外旋）	无明显变化

额状面

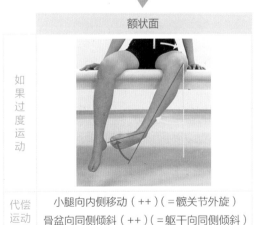

如果过度运动	代偿运动	小腿向内侧移动（＋＋）（＝髋关节外旋） 骨盆向同侧倾斜（＋＋）（＝躯干向同侧倾斜）

笔记

卧位时的代偿运动是受限制的。

 观察要点

- 原则上测量肢体位置为端坐位或仰卧位。端坐位时会出现小腿向内侧移动（髋关节外旋）的代偿运动。仰卧位时小腿得以稳定，因此基本轴也得以稳定。

- 为了准确抑制代偿运动，推荐采用仰卧位测量。

基础演练

测量中的注意点

- 注意髋关节内收的代偿运动。
- 注意足跟不要向内侧移动。
- 在足跟即将向内侧移动时进行测量。
- 为了避免测量误差，使基本轴与小腿中心线的延长线对齐，测量相对小腿中心线的运动角度（如本节所示）。
- 注意被测量者的病史，通过表情和声音来确认其疼痛。

▪ 足内收

基本轴	第1、第2跖骨之间的中心线
移动轴	第1、第2跖骨之间的中心线
运动平面	额状面
活动度 参考范围	0~20度

※ 在临床中基本轴也可以是小腿中心线。

测量流程

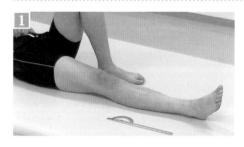

1
- 起始肢体位置。

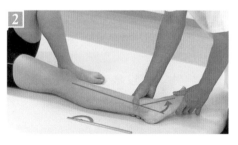

2
- 确认最大被动活动度。
- 足内收时，由于髋关节内收可能会出现代偿运动，要稳定小腿。
- 确保小腿中心线的延长线在基本轴上。
- 为了不出现"误读"，可设定一个基准，如是否超过了30度或者45度，预读大致角度值。

> - 将量角器放在已确定的观察角度上。
> - 再次使测量侧活动到最大活动度。

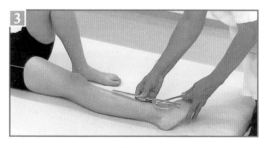

3
- 注意避免髋关节内收导致的小腿不稳定。
- 将量角器置于各轴，即时从正上方读取数值。
- ※被测量者身体回到起始肢体位置后再读取结果会出现误差。

测量后，回到起始肢体位置。

临床应用演练（假设临床坐位的测量）

- 针对足内收的测量肢体位置虽然较推荐仰卧位，但临床中采用坐位的情况较多。
- 在测量者的下肢上进行操作，通过三点支撑使被测量者的小腿稳定，进行测量。

■ 坐位时出现的代偿运动

髋关节内收导致的小腿不稳定（++）

椅坐位时的测量

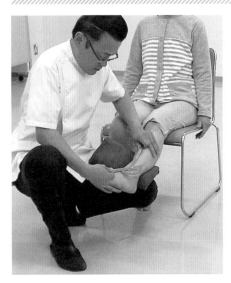

 测量的关键点

- 测量者对被测量者的小腿前侧和足背施加压力，使小腿稳定。
- 在测量者的下肢上进行操作，通过三点支撑使被测量者的小腿稳定。
- 使用毛巾、海绵垫等，注意避免使被测量者产生压迫痛。
- 在操作基本轴和移动轴的同时进行量角器的操作。
- 注意运动平面，量角器不要与被测量者密切接触。

■ 量角器的操作

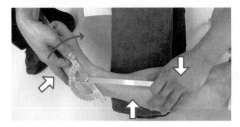

用树脂量角器测量

- 足内收在踝关节处于跖屈位时测量，若使用金属量角器就得在远离关节运动平面的位置测量。
- 使用树脂量角器可以更接近关节运动平面。用这个方法测量可以得到正确的结果。

■ 用树脂量角器进行测量

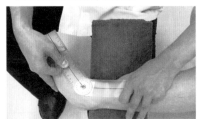
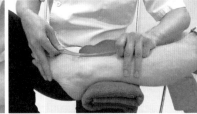

15 跗趾、足趾综述

概述

运动的特征

- 跗趾和足趾是身体站立时与地面的接触点之一。
- 跗趾和足趾可以在身体站立时调整姿势，移动时对地面施加推动力。
- 作为本体感觉器官，足底可以感知并矫正身体的倾斜。

限制因素

- 测量中的限制因素主要分为"关节骨骼性""关节周围软组织性""肌腱性""皮肤性"等。
  - 关节骨骼性：关节面破损与变形、对线不整齐等。
  - 关节周围软组织性：关节囊、韧带等。
  - 肌腱性：拮抗侧的肌腱。
  - 皮肤性：由于瘢痕和疾病引起的皮肤硬化等。
- 与跗趾、足趾运动受限相关的皮下组织
- 下图绿框表示的皮下组织是各关节拮抗侧运动的限制因素。

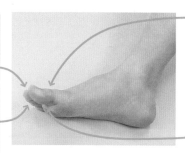

足趾背侧
- 肌腱：趾长伸肌（腱）、趾短伸肌（腱）等。
- 软组织：背侧的关节囊和侧副韧带等。

足趾足底侧
- 肌腱：趾长屈肌（腱）、趾短屈肌（腱）等。
- 软组织：掌侧的关节囊和侧副韧带等。

跗趾背侧
- 肌腱：跗长伸肌（腱）、跗短伸肌（腱）等。
- 软组织：背侧的关节囊和侧副韧带等。

跗趾足底侧
- 肌腱：跗长屈肌（腱）、跗短屈肌（腱）等。
- 软组织：掌侧的关节囊和侧副韧带等。

- 跗趾（MTP）关节伸展［趾间（IP）关节处于伸展位］

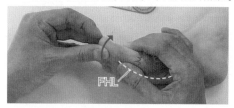

FHL

- 足底组织限制向背侧的关节运动。

笔记

MTP关节伸展

跗趾关节的伸展因跗趾足底组织［跗长屈肌（FHL）和跗短屈肌等］而受到限制。

※MTP关节伸展时，IP关节处于伸展位，受限制较明显。

16 蹞趾MTP关节屈曲

Great Toe Flexion

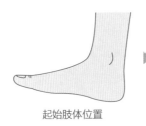

起始肢体位置

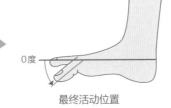

0度

最终活动位置

■ 蹞趾MTP关节屈曲

基本轴	第1跖骨
移动轴	第1近节趾骨
活动度参考范围	0~35度

蹞趾MTP关节屈曲的测量

- 将足部放在检测台上，使其稳定。
- 蹞趾IP关节保持伸展位（深度屈曲时，受蹞长伸肌的限制）。
- 踝关节放松，避免深度跖屈（跖屈时，受蹞长伸肌的限制）。
- 通过触摸骨骼来确认各运动轴。

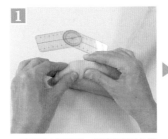

1

- 确认最大活动度，提前准备量角器。

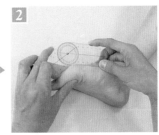

2

- 设置量角器的各测量轴，即时读取角度值。
- 直接接触足背测量。
- 以5度为增量单位读取测量值。

从足内侧开始测量

- 受骨背侧形状的影响，不会产生读值误差。
- 其他测量过程与上述内容一致。
- 量角器为半透明的，可以与各轴很好地贴合。
- 以5度为增量单位读取测量值。

 测量的关键点

- 大多数情况下采用卧位或者坐位测量。
- 稳定足部，进行测量。
- 保持蹞趾IP关节处于伸展位，避免踝关节处于深度跖屈位。

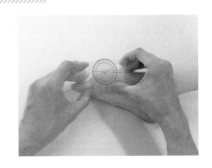

17 跨趾MTP关节伸展

Great Toe Extension

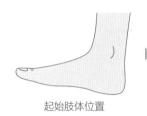 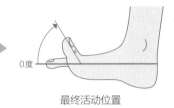

起始肢体位置　　　　　　最终活动位置

■ 跨趾MTP关节伸展

基本轴	第1跖骨
移动轴	第1近节趾骨
活动度参考范围	0~60度

跨趾MTP关节伸展的测量

- 将足部放在检测台上，使其稳定。
- 跨趾IP关节保持轻度屈曲位（深度伸展时，受跨长屈肌的限制）。
- 保持踝关节处于跖屈位（深度背屈时，受跨长屈肌的限制）。
- 通过触摸骨骼来确认各运动轴。

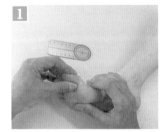

1

- 确认最大活动度，提前准备量角器。

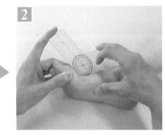

2

- 设置量角器的各测量轴，即时读取角度值。
- 直接接触足背测量。
- 以5度为增量单位读取测量值。

从足内侧开始测量

- 受骨背侧形状的影响，不会产生读值误差。
- 其他测量过程与上述内容一致。
- 量角器为半透明的，可以与各轴很好地贴合。
- 以5度为增量单位读取测量值。

 测量的关键点

- 大多数情况下采用卧位或者坐位测量。
- 稳定足部，进行测量。
- 保持跨趾IP关节处于轻度屈曲位，踝关节处于跖屈位，进行测量。

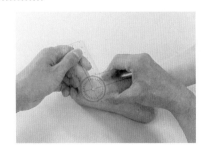

第3章 针对下肢关节的ROM测量法

18 跨趾IP关节屈曲

Great Toe Flexion

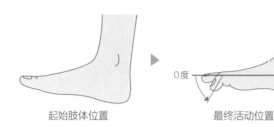

起始肢体位置　　　　　　　最终活动位置

■ 跨趾IP关节屈曲

基本轴	第1近节趾骨
移动轴	第1远节趾骨
活动度 参考范围	0~60度

跨趾IP关节屈曲的测量

- 将足部放在检测台上，使其稳定。
- 跨趾MTP关节保持轻度伸展位（深度屈曲时，受跨长伸肌的限制）。
- 踝关节放松，避免深度跖屈（跖屈时，受跨长伸肌的限制）。
- 通过触摸骨骼来确认各运动轴。

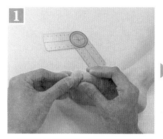

- 确认最大活动度，提前准备量角器。

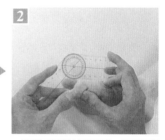

- 设置量角器的各测量轴，即时读取角度值。
- 直接接触足背测量。
- 以5度为增量单位读取测量值。

从足内侧开始测量

- 受骨背侧形状的影响，不会产生读值误差。
- 其他测量过程与上述内容一致。
- 量角器为半透明的，可以与各轴很好地贴合。
- 以5度为增量单位读取测量值。

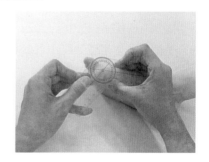

 测量的关键点

- 大多数情况下采用卧位或者坐位测量。
- 稳定足部，进行测量。
- 保持跨趾MTP关节处于轻度伸展位，避免踝关节处于深度跖屈位。

19 跨趾IP关节伸展

Great Toe Extension

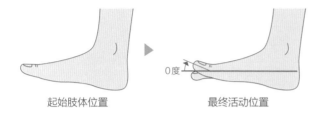

起始肢体位置　　　　　　最终活动位置

■ 跨趾IP关节伸展

基本轴	第1近节趾骨
移动轴	第1远节趾骨
活动度参考范围	0~0度

跨趾IP关节伸展的测量

- 将足部放在检测台上，使其稳定。
- 跨趾MTP关节保持中立位或者轻度屈曲位（深度伸展时，受跨长屈肌的限制）。
- 保持踝关节处于跖屈位（深度背屈时，受跨长屈肌的限制）。
- 通过触摸骨骼来确认各运动轴。

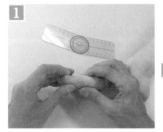

- 确认最大活动度，提前准备好量角器。

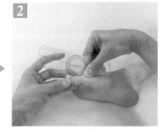

- 设置量角器的各测量轴，即时读取角度值。
- 直接接触足背测量。
- 以5度为增量单位读取测量值。

从足内侧开始测量

- 受骨背侧形状的影响，不会产生读值误差。
- 其他测量过程与上述内容一致。
- 量角器为半透明的，可以与各轴很好地贴合。
- 以5度为增量单位读取测量值。

 测量的关键点

- 大多数情况下采用卧位或者坐位测量。
- 稳定足部，进行测量。
- 保持跨趾MTP关节处于中立位或者轻度屈曲位，踝关节处于跖屈位，进行测量。

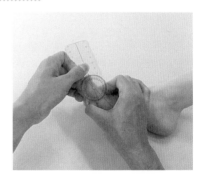

209

20 足趾MTP关节屈曲

Toes Flexion

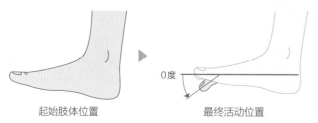

起始肢体位置　　　　　　　　　　　最终活动位置

■ 足趾MTP关节屈曲

基本轴	第2~5跖骨
移动轴	第2~5近节趾骨
活动度参考范围	0~35度

足趾MTP关节屈曲的测量

- 将足部放在检测台上，使其稳定。
- 足趾近端趾间（PIP）关节及远端指间（DIP）关节保持伸展位（深度屈曲时，受趾长伸肌的限制）。
- 踝关节放松，避免深度跖屈（跖屈时，受趾长伸肌的限制）。
- 通过触摸骨骼来确认各运动轴。

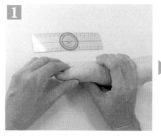

1

- 确认最大活动度，提前准备量角器。

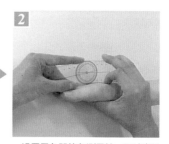

2

- 设置量角器的各测量轴，即时读取角度值。
- 直接接触足背测量。
- 以5度为增量单位读取测量值。

> **笔记**
>
> 从侧面测量时，无法避开第5趾。为了使各足趾的测量条件一致，在所测量关节的背侧用量角器直接测量。

测量的关键点

- 大多数情况下采用卧位或者坐位测量。
- 稳定足部，进行测量。
- 保持足趾PIP关节和DIP关节处于伸展位，避免踝关节处于深度跖屈位。

21 足趾MTP关节伸展

Toes Extension

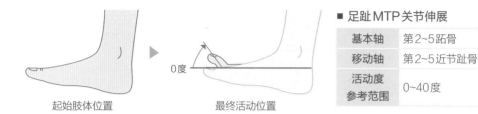

起始肢体位置　　　　　　　　0度　　最终活动位置

■ 足趾MTP关节伸展

基本轴	第2~5跖骨
移动轴	第2~5近节趾骨
活动度 参考范围	0~40度

足趾MTP关节伸展的测量

- 将足部放在检测台上，使其稳定。
- 足趾PIP关节及DIP关节保持轻度屈曲位（深度伸展时，受趾长屈肌的限制）。
- 保持踝关节处于跖屈位（深度背屈时，受趾长屈肌的限制）。
- 通过触摸骨骼来确认各运动轴。

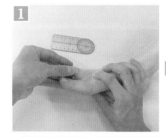

1

- 确认最大活动度，提前准备量角器。

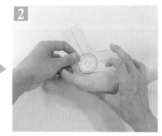

2

- 设置量角器的各测量轴，即时读取角度值。
- 直接接触足背测量。
- 以5度为增量单位读取测量值。

笔记

从侧面测量时，无法避开第5趾。为了使各足趾的测量条件一致，在所测量关节的背侧用量角器直接测量。

 测量的关键点

- 大多数情况下采用卧位或者坐位测量。
- 稳定足部，进行测量。
- 保持足趾PIP关节及DIP关节处于轻度屈曲位，踝关节处于跖屈位，进行测量。

22 足趾PIP关节屈曲

Toes Flexion

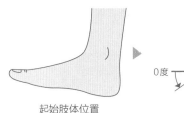

起始肢体位置

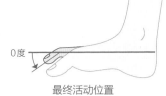

0度

最终活动位置

■ 足趾PIP关节屈曲

基本轴	第2~5近节趾骨
移动轴	第2~5中节趾骨
活动度参考范围	0~35度

足趾PIP关节屈曲的测量

- 将足部放在检测台上，使其稳定。
- 足趾MTP关节保持轻度伸展位（深度屈曲时，受趾长伸肌的限制）。
- 踝关节放松，避免深度跖屈（跖屈时，受趾长伸肌的限制）。
- 通过触摸骨骼来确认各运动轴。

1

- 确认最大活动度，提前准备量角器。

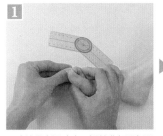

2

- 设置量角器的各测量轴，即时读取角度值。
- 直接接触足背测量。
- 以5度为增量单位读取测量值。

> **笔记**
>
> 从侧面测量时，无法避开第5趾。为了使各足趾的测量条件一致，在所测量关节的背侧用量角器直接测量。

 测量的关键点

- 大多数情况下采用卧位或者坐位测量。
- 稳定足部，进行测量。
- 保持足趾MTP关节处于轻度伸展位，避免踝关节处于深度跖屈位。

23 足趾PIP关节伸展

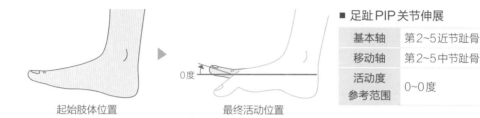

起始肢体位置　　　　　　　　最终活动位置

■ 足趾PIP关节伸展

基本轴	第2~5近节趾骨
移动轴	第2~5中节趾骨
活动度 参考范围	0~0度

足趾PIP关节伸展的测量

- 将足部放在检测台上，使其稳定。
- 足趾MTP关节保持中立位或轻度屈曲位（深度伸展时，受趾长屈肌的限制）。
- 保持踝关节处于跖屈位（深度背屈时，受趾长屈肌的限制）。
- 通过触摸骨骼来确认各运动轴。

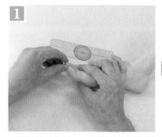

- 确认最大活动度，提前准备量角器。

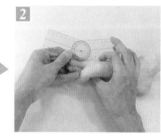

- 设置量角器的各测量轴，即时读取角度值。
- 直接接触足背测量。
- 以5度为增量单位读取测量值。

> **笔记**
>
> 从侧面测量时，无法避开第5趾。为了使各足趾的测量条件一致，在所测量关节的背侧用量角器直接测量。

 测量的关键点

- 大多数情况下采用卧位或者坐位测量。
- 稳定足部，进行测量。
- 保持足趾MTP关节处于中立位或轻度屈曲位，踝关节处于跖屈位，进行测量。

24 足趾DIP关节屈曲

Toes Flexion

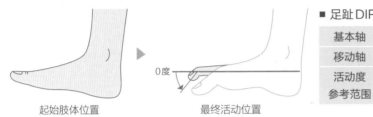

起始肢体位置　　　　　最终活动位置

0度

■ 足趾DIP关节屈曲

基本轴	第2~5中节趾骨
移动轴	第2~5远节趾骨
活动度参考范围	0~50度

足趾DIP关节屈曲的测量

- 将足部放在检测台上，使其稳定。
- 足趾MTP关节保持轻度伸展位（深度屈曲时，受趾长伸肌的限制）。
- 踝关节放松，避免深度跖屈（跖屈时，受趾长伸肌的限制）。
- 通过触摸骨骼来确认各运动轴。

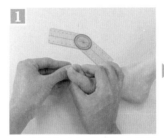

1

- 确认最大活动度，提前准备量角器。

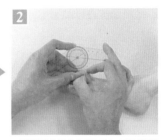

2

- 设置量角器的各测量轴，即时读取角度值。
- 直接接触足背测量。
- 以5度为增量单位读取测量值。

> **笔记**
>
> 从侧面测量时，无法避开第5趾。为了使各足趾的测量条件一致，在所测量关节的背侧用量角器直接测量。

测量的关键点

- 大多数情况下采用卧位或者坐位测量。
- 稳定足部，进行测量。
- 保持足趾MTP关节处于轻度伸展位，避免踝关节处于深度跖屈位。

25 足趾DIP关节伸展

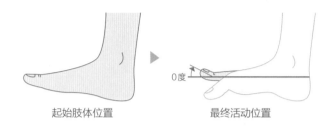

起始肢体位置　　　　最终活动位置

■ 足趾DIP关节伸展

基本轴	第2~5中节趾骨
移动轴	第2~5远节趾骨
活动度参考范围	0~0度

足趾DIP关节伸展的测量

- 将足部放在检测台上，使其稳定。
- 足趾MTP关节保持中立位或轻度屈曲位（深度伸展时，受趾长屈肌的限制）。
- 保持踝关节处于跖屈位（深度背屈时，受趾长屈肌的限制）。
- 通过触摸骨骼来确认各运动轴。

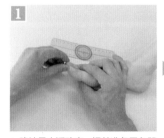

- 确认最大活动度，提前准备量角器。

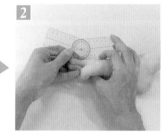

- 设置量角器的各测量轴，即时读取角度值。
- 直接接触足背测量。
- 以5度为增量单位读取测量值。

> **笔记**
>
> 从侧面测量时，无法避开第5趾。为了使各足趾的测量条件一致，在所测量关节的背侧用量角器直接测量。

 测量的关键点

- 大多数情况下采用卧位或者坐位测量。
- 稳定足部，进行测量。
- 保持足趾MTP关节处于中立位或轻度屈曲位，踝关节处于跖屈位，进行测量。

26 临床应用：趾关节外展与内收

Toes Abduction & Toes Adduction

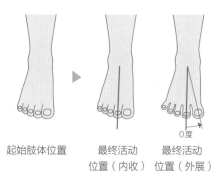

起始肢体位置　　最终活动　　最终活动
　　　　　　　位置（内收）位置（外展）

■ 趾关节外展与内收

基本轴	第2跖骨的延长线
移动轴	第1、3、4、5趾轴
活动度参考范围	—

- 该项目测量的关节功能为站立功能，尤其与平衡功能密切相关。
- 存在不少疼痛导致功能低下的情况，所以有必要提前正确了解相应功能。

趾关节外展与内收的测量

- 将足部放在检测台上，使其稳定。
- 通过触摸骨骼来确认各运动轴。

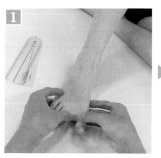

- 确认最大活动度，提前准备量角器。

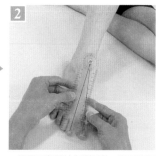

- 设置量角器的各测量轴，即时读取角度值。
- 以5度为增量单位读取测量值。

用树脂量角器测量

- 巧妙运用量角器半透明的特点，使各轴对齐。
- 以5度为增量单位读取测量值。

 测量的关键点

- 大多数情况下采用卧位或者坐位测量。
- 稳定足部，进行测量。

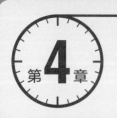

第**4**章

针对颈部与躯干的 ROM 测量法

1 颈部屈曲（前屈）

概述

运动的特征

- 在矢状面上，绕额状－水平轴的关节运动。
- 颈部支撑着质量较大的头部，通过多节颈椎来实现高自由度的运动。
- 颈部屈曲对于保证下方视野很重要。
- 颈部与躯干相比较脆弱，受损害的频率较高。

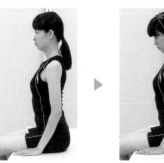

起始肢体位置　　　　最终活动位置

限制因素

颈部后侧的软组织

- 斜方肌上侧纤维（参照第37页）。
- 颈夹肌（①）。
- 肩胛提肌（②）。
- 头棘肌、颈棘肌。
- 头最长肌、颈最长肌（③）。
- 项韧带（④）、棘间韧带（⑤）等。

应该注意的代偿运动（参照下一页）

- 躯干前倾。

*图片中的箭头 ➡：测量者的操作；⇨：测量者的制动；⇨：代偿运动

■ 颈部屈曲（前屈）

基本轴	穿过肩峰，与地面垂直的线
移动轴	外耳道与头顶的连线
活动度参考范围	0~60度

■ 限制因素

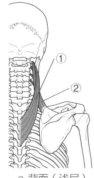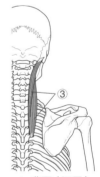

a.背面（浅层）　　　b.背面（深层）

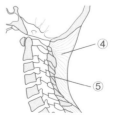

c.头颈部（矢状面）

测量肢体基本位置和其他位置之间测量条件的比较（代偿运动的比较）

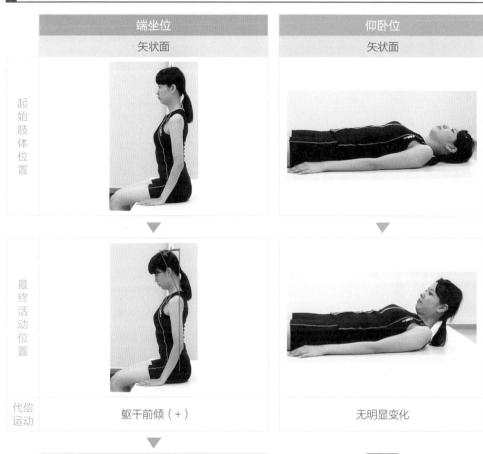

端坐位	仰卧位
矢状面	矢状面

起始肢体位置

最终活动位置

代偿运动：躯干前倾（＋）　　　无明显变化

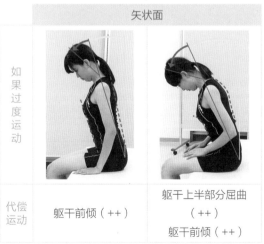

矢状面

如果过度运动

代偿运动	躯干前倾（＋＋）	躯干上半部分屈曲（＋＋）躯干前倾（＋＋）

笔记

卧位时的代偿运动是受限制的。

观察要点

- 原则上测量肢体位置为端坐位，但端坐位时会出现躯干前倾和屈曲的代偿运动。仰卧位时由于小腿得以稳定，基本轴也能稳定。
- 为了准确抑制代偿运动，推荐采用仰卧位测量。

基础演练

测量中的注意点

- 关注代偿运动，即躯干前倾。
- 以端坐位测量时，在躯干即将前倾时进行测量。
- 在测量中，要注意确认被测量者过去是否有颈部神经障碍，通过表情和声音来确认其疼痛。

■ 颈部屈曲（前屈）

基本轴	穿过肩峰，与地面垂直的线
移动轴	外耳道与头顶的连线
运动平面	矢状面
活动度参考范围	0~60度

测量流程

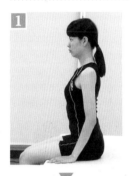

1

- 起始肢体位置。

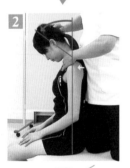

2

- 确认最大被动活动度。
- 颈部屈曲时，由于躯干前倾会出现代偿运动，测量者事先要用躯干抵住被测量者的后背。
- 注意测量者的躯干不要离开被测量者的后背。
- 为了不出现"误读"，可设定一个基准，如是否超过了30度或45度，预读大致角度值。

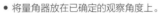

- 将量角器放在已确定的观察角度上。
- 再次使测量侧活动到最大活动度。这时，为了不让被测量者躯干前倾，测量者有意识地抵住被测量者的后背。

3

- 将量角器置于各轴，从正侧方即时读取测量值。
※被测量者身体回到起始肢体位置后再读取结果会出现误差。

测量后，回到起始肢体位置。

应用演练（辨别代偿运动和制动测量法）

- 在临床测量中，原则上多采用坐位，但在不少情况下无法完全抑制代偿运动。
- 为了实施精度更高的测量，推荐采用仰卧位稳定躯干的方法。
- 注意被测量者是否有过颈部神经障碍和测量时颈部是否疼痛，防止颈部下落。

测量流程

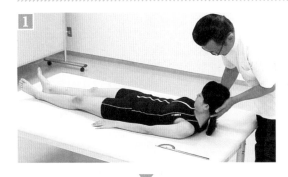

1

- 确认最大被动活动度。
- 注意不要让被测量者肩胛骨上抬。
- 重点关注被测量者后颈的疼痛。
- 注意被测量者手部麻痹感的出现等。

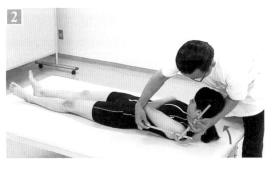

2

- 再次使测量侧活动到最大活动度。
- 将量角器置于各轴，即时读取测量值。

测量操作及指示

【徒手操作】

- 测量者用前臂进行使被测量者颈部屈曲的操作。
- 测量者在进行移动轴操作的同时，进行颈部屈曲操作。
- 基本轴的设定要使被测量者躯干稳定且与测量台平行。

 测量的关键点

- 测量者用前臂进行使被测量者颈部屈曲的操作，同时进行量角器的操作。

笔记

颈部非常脆弱，在测量中要十分小心。

【给被测量者的指示】

- 确认是否出现无力感，是否感到颈部疼痛。
- 确认头部后侧支撑部位是否有压迫痛。

临床应用演练（假设临床坐位的测量）

● 虽然采用端坐位进行颈部测量的情况较多，但这种情况下躯干的代偿运动的制动是最大的难题。推荐在椅坐位时采用靠背稳定躯干的方法来解决这一难题。

椅坐位时的测量

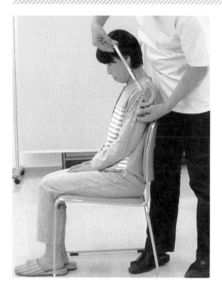

 测量的关键点

● 采用椅坐位进行测量。

● 使被测量者后背紧贴靠背，稳定躯干。

● 测量者提前用部分躯干接触被测量者，防止代偿运动的发生。

● 基本轴是穿过肩峰与靠背平行的线（下图）。

● 注意运动平面，不要让量角器接触被测量者。

● 使运动平面与量角器平面保持一致，从正侧方即时读取测量值。

■ 量角器的操作

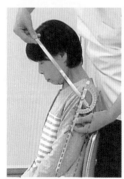

● 基本轴与椅子的靠背平行。

2 颈部伸展（后伸）

Cervical Spines Extension

概述

运动的特征

- 在矢状面上，绕额状-水平轴的关节运动。
- 颈部支撑着质量较大的头部，通过多节颈椎来实现高自由度的运动。
- 颈部伸展对于保证上方视野很重要。
- 颈部与躯干相比较脆弱，受损害的频率较高。

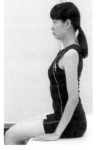 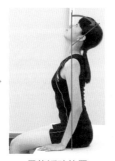

起始肢体位置　　　　　最终活动位置

限制因素

颈部前侧的软组织

- 胸骨舌骨肌（①）和胸骨甲状肌（②）。
- 斜角肌群（③）。
- 头长肌（④）和颈长肌（⑤）。
- 胸锁乳突肌（参照第228页）。
- 前纵韧带（⑥）。
- 后纵韧带等。

应该注意的代偿运动（参照下一页）

- 躯干后倾。
- 腰椎前凸伴随的躯干上半部分伸展。

■ 颈部伸展（后伸）

基本轴	穿过肩峰，与地面垂直的线
移动轴	外耳道与头顶的连线
活动度参考范围	0~50度

■ 限制因素

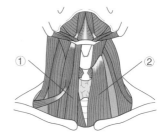

a.前面（浅层）

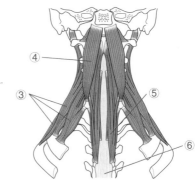

b.前面（深层）

*图片中的箭头➡：测量者的操作；⇨：测量者的制动；⇨：代偿运动

测量肢体基本位置和其他位置之间测量条件的比较（代偿运动的比较）

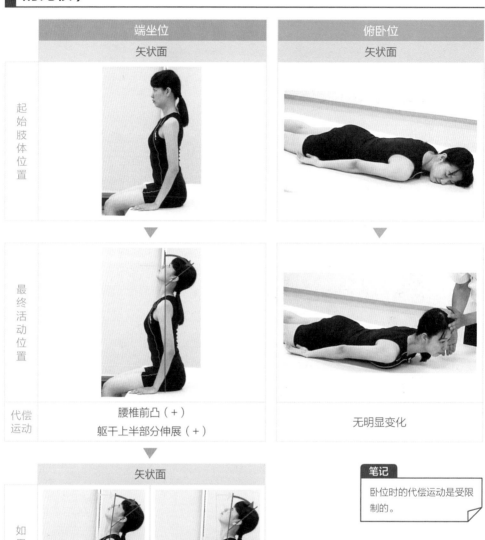

	端坐位 矢状面	俯卧位 矢状面
起始肢体位置		
最终活动位置		
代偿运动	腰椎前凸（＋） 躯干上半部分伸展（＋）	无明显变化

	矢状面	
如果过度运动		
代偿运动	腰椎前凸（＋） 躯干上半部分伸展 （＋＋）	躯干后倾（＋＋＋）

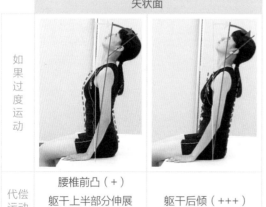

笔记

卧位时的代偿运动是受限制的。

🔍 观察要点

- 原则上测量肢体位置为端坐位，但端坐位时会出现躯干后倾的代偿运动。
- 俯卧位时由于小腿得以稳定，基本轴也能稳定。但要注意，对于过去有过颈部神经障碍的人来说，进行这一测量有可能会导致其病情恶化。

基础演练

测量中的注意点

- 关注代偿运动，即躯干后倾。
- 以端坐位测量时，在躯干即将后倾时进行测量。
- 在测量中，要注意确认被测量者过去是否有颈部神经障碍，通过表情和声音来确认其疼痛。

■ 颈部伸展（后伸）

基本轴	穿过肩峰，与地面垂直的线
移动轴	外耳道与头顶的连线
运动平面	矢状面
活动度参考范围	0~50 度

测量流程

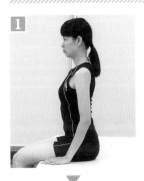

- 起始肢体位置。

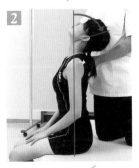

- 确认最大被动活动度。
- 颈部伸展时，需要注意由于身体后倾可能产生的代偿运动。
- 注意测量者的小腿不要离开被测量者的背部。
- 为了不出现"误读"，可设定一个基准，如是否超过了 30 度或 45 度，预读大致角度值。

> - 将量角器放在已确定的观察角度上。
> - 再次使测量侧活动到最大活动度。这时，测量者用小腿内侧接触被测量者躯干后倾的位置。被测量者也要注意后背的触感，防止躯干后倾。

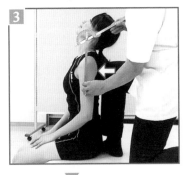

- 将量角器置于各轴，从正侧方即时读取测量值。
- ※被测量者身体回到起始肢体位置后再读取结果会出现误差。

测量后，回到起始肢体位置。

225

应用演练（辨别代偿运动和制动测量法）

- 在临床测量中，原则上多采用坐位，但在不少情况下无法完全抑制代偿运动。

- 为了实施精度更高的测量，推荐采用俯卧位稳定躯干的方法。

- 注意被测量者是否有过颈部神经障碍和测量时颈部是否疼痛，防止颈部下落。

测量流程

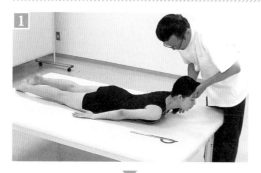

- 确认最大被动活动度。
- 注意不要让被测量者前胸上抬。
- 重点关注被测量者前颈的疼痛。
- 注意被测量者手部麻痹感的出现等。

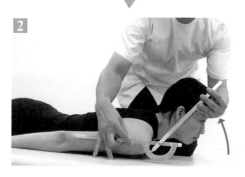

- 再次使测量侧活动到最大活动度。
- 将量角器置于各轴，即时读取测量值。

测量操作及指示

【徒手操作】

- 测量者用前臂进行使被测量者颈部伸展的操作。

- 测量者在进行移动轴操作的同时，进行颈部伸展操作。

- 基本轴的设定要使被测量者躯干稳定且与测量台平行。

【给被测量者的指示】

- 确认是否出现无力感，是否感到颈部疼痛。

- 确认头部前侧支撑部位是否有压迫痛。

 测量的关键点

- 测量者用前臂进行使被测量者颈部伸展的操作，同时进行量角器的操作。

笔记

颈部非常脆弱，在测量中要十分小心。

笔记

被测量者不能是有过颈部神经障碍的人。

226

临床应用演练（假设临床坐位的测量）

- 虽然采用端坐位进行颈部测量的情况较多，但这种情况下躯干的代偿运动的抑制是最大的难题。推荐在椅坐位时采用靠背稳定躯干的方法来解决这一难题。

椅坐位时的测量

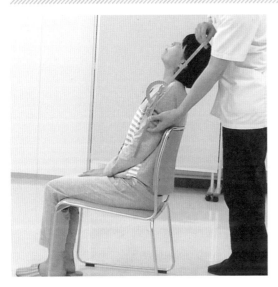

 测量的关键点

- 采用椅坐位进行测量。
- 使被测量者后背紧贴靠背，稳定躯干。
- 基本轴是穿过肩峰与靠背平行的线（下图）。
- 注意运动平面，不要让量角器接触被测量者。
- 使运动平面与量角器平面保持一致，从正侧方即时读取测量值。

■ 量角器的操作

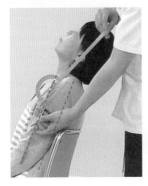

- 基本轴与椅子的靠背平行。

3 颈部旋转

Cervical Spines Rotation

概述 📖

运动的特征

- 在水平面上，绕垂直轴的关节运动。
- 颈部支撑着质量较大的头部，通过多节颈椎来实现高自由度的运动。
- 颈部旋转对于保证侧面视野很重要。
- 颈部与躯干相比较脆弱，受损害的频率较高。

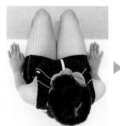 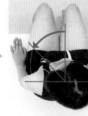

起始肢体位置　　　　　最终活动位置

限制因素

颈部后侧的软组织

- 头夹肌、颈夹肌（①）。
- 枕下肌群［头后大直肌（②）、头后小直肌（③）、头上斜肌（④）、头下斜肌（⑤）］。
- 胸锁乳突肌（⑥，位于颈部前侧）。
- 竖脊肌（⑦）。
- 项韧带（参照第218页）等。

应该注意的代偿运动（参照下一页）

- 颈部侧屈。
- 躯干倾斜与旋转。

■ 颈部旋转

基本轴	两侧肩峰连线的垂直线
移动轴	鼻梁与枕后结节的连线
活动度参考范围	0~60度

■ 限制因素

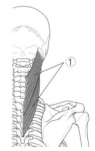

a.背面（浅层）

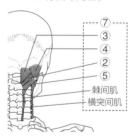

b.背面（深层）

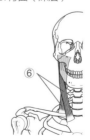

c.前面

*图片中的箭头 ➡：测量者的操作；⇨：测量者的制动；⇨：代偿运动

测量肢体基本位置和其他位置之间测量条件的比较（代偿运动的比较）

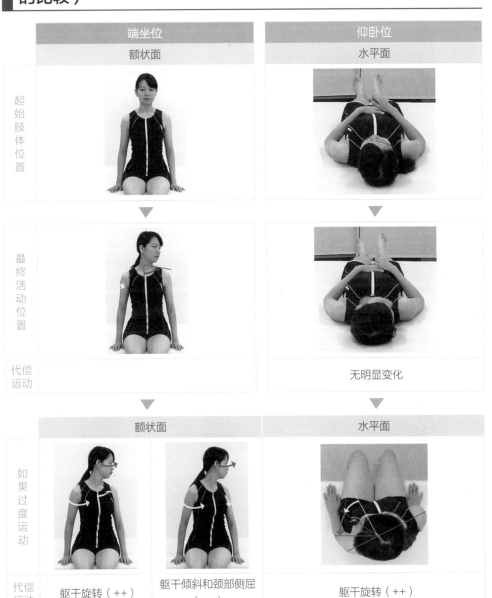

	端坐位	仰卧位
	额状面	水平面
起始肢体位置		
最终活动位置		
代偿运动		无明显变化

	额状面		水平面
如果过度运动			
代偿运动	躯干旋转（++）	躯干倾斜和颈部侧屈（++）	躯干旋转（++）

 观察要点

- 原则上测量肢体位置为端坐位，但端坐位时会出现躯干旋转的代偿运动。
- 仰卧位时会给躯干一定支撑，稳定基本轴。要注意，在测量过去有过颈部神经障碍的人时要谨慎。

> **笔记**
>
> 卧位时的代偿运动是受限制的。

基础演练

测量中的注意点

- 关注代偿运动，即颈部侧屈和躯干倾斜。
- 以端坐位测量时，要注意躯干代偿运动的出现。
- 在测量中，要注意确认被测量者过去是否有颈部神经障碍，通过表情和声音来确认其疼痛。

■ 颈部旋转

基本轴	两侧肩峰连线的垂直线
移动轴	鼻梁与枕后结节的连线
运动平面	水平面
活动度参考范围	0~60度

测量流程

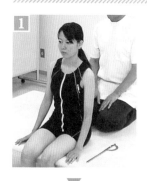

- 起始肢体位置。

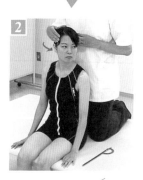

- 确认最大被动活动度。
- 颈部旋转时，由于颈部侧屈和躯干倾斜会出现代偿运动。注意代偿运动的出现。
- 被测量者注意不要让躯干倾斜。
- 为了不出现"误读"，可设定一个基准，如是否超过了30度或45度，预读大致角度值。

- 将量角器放在已确定的观察角度上。
- 再次使测量侧活动到最大活动度。

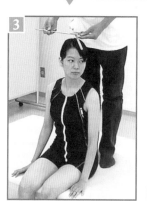

- 将量角器置于各轴，从正侧方即时读取测量值。
- ※考虑躯干的不稳定，以两侧肩峰连线为基准，用量角器找到与之呈90度的移动轴位置为起始测量位置。过程中一定要注意避免误读。
- ※被测量者身体回到起始肢体位置后再读取结果会出现误差。

▶ 测量后，回到起始肢体位置。

应用演练（辨别代偿运动和制动测量法）

- 在临床测量中，原则上多采用坐位，但在不少情况下无法完全抑制代偿运动。
- 为了实施精度更高的测量，推荐采用仰卧位稳定躯干的方法。
- 采用仰卧位，从被测量者的头部侧面开始测量。
- 注意被测量者是否有过颈部神经障碍和测量时颈部是否疼痛。

测量流程

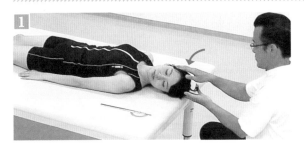

- 确认最大被动活动度。
- 注意确认被测量者没有肩胛骨上抬的代偿运动。
- 注意被测量者上肢麻痹感的出现。

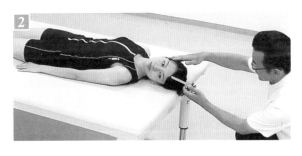

- 再次使测量侧活动到最大活动度。
- 将量角器置于各轴，即时读取测量值。

测量操作及指示

【徒手操作】

- 谨慎进行旋转操作。
- 以两侧肩峰连线为基准，用量角器找到与之呈90度的移动轴位置为起始测量位置。过程中一定要注意避免误读。
- 基本轴的设定要以两侧肩峰的连线（垂直于检测台）和平行的检测台为基准。

【给被测量者的指示】

- 确认是否出现无力感，是否感到颈部疼痛。
- 确认头部后侧支撑部位是否有压迫痛。

 测量的关键点

- 确保躯干稳定，设定各测量轴，进行测量。

笔记

颈部非常脆弱，在测量中要十分小心。

临床应用演练（假设临床坐位的测量）

- 虽然采用端坐位进行颈部测量的情况较多，但这种情况下躯干的代偿运动的抑制是最大的难题。推荐在椅坐位时采用靠背稳定躯干的方法来解决这一难题。

椅坐位时的测量

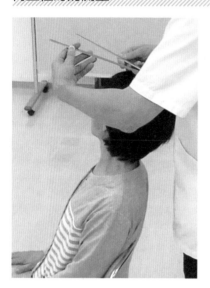

 测量的关键点

- 采用椅坐位进行测量。
- 使被测量者后背紧贴靠背，稳定躯干。
- 基本轴是两侧肩峰连线的垂直线。
- 注意运动平面，不要让量角器接触被测量者。
- 使运动平面与量角器平面保持一致，即时读取测量值。
- **■ 量角器的操作**

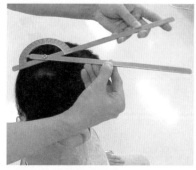

- 基本轴与椅子的靠背垂直。

4 颈部侧屈

Cervical Spines Lateral Bending

概 述

运动的特征

- 在额状面上，绕矢状–水平轴的关节运动。
- 颈部支撑着质量较大的头部，通过多节颈椎来实现高自由度的运动。
- 颈部与躯干相比较脆弱，受损害的频率较高。

■ 颈部侧屈

基本轴	第7颈椎棘突与第1骶椎棘突的连线
移动轴	头顶与第7颈椎棘突的连线
活动度参考范围	0~50度

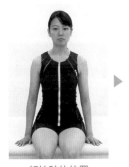

起始肢体位置

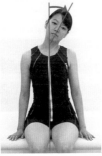

最终活动位置

限制因素

颈部对侧的软组织

- 胸锁乳突肌（①）。
- 颈夹肌（②）。
- 斜角肌群（参照第223页）。
- 髂肋肌（③）。
- 最长肌（④）。
- 肩胛提肌（⑤）。
- 横突间肌等。

应该注意的代偿运动（参照下一页）

- 躯干侧屈。
- 躯干向同侧倾斜。

■ 限制因素

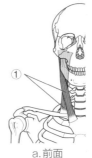

a. 前面

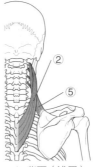

b. 背面（浅层）

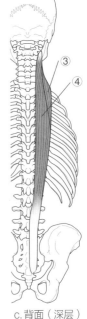

c. 背面（深层）

*图片中的箭头 ➡：测量者的操作；⇨：测量者的制动；⇨：代偿运动

测量肢体基本位置和其他位置之间测量条件的比较（代偿运动的比较）

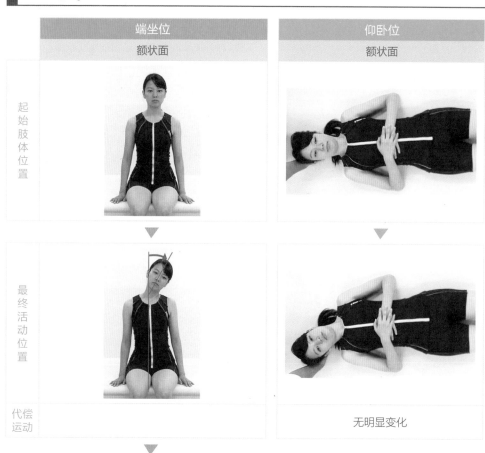

	端坐位	仰卧位
	额状面	额状面
起始肢体位置		
最终活动位置		
代偿运动		无明显变化

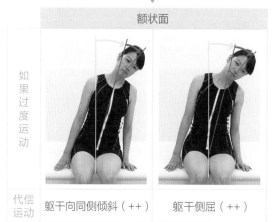

额状面

代偿运动	躯干向同侧倾斜（++）	躯干侧屈（++）

笔记

卧位时的代偿运动是受限制的。

观察要点

- 原则上测量肢体位置为端坐位，但端坐位时会出现躯干侧屈的代偿运动。
- 仰卧位时会给躯干一定支撑，稳定基本轴。要注意，在测量过去有过颈部神经障碍的人时要谨慎。

234

基础演练

测量中的注意点

- 关注代偿运动，即躯干侧屈和倾斜。
- 从端坐位测量时，要注意躯干代偿运动的出现。
- 在测量中，要注意确认被测量者过去是否有颈部神经障碍，通过表情和声音来确认其疼痛。

■ 颈部侧屈

基本轴	第7颈椎棘突与第1骶椎棘突的连线
移动轴	头顶与第7颈椎棘突的连线
运动平面	额状面
活动度参考范围	0~50度

测量流程

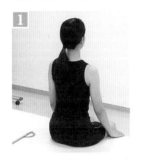

- 起始肢体位置。

 制动操作的关键点

- 在制动代偿运动较为困难的情况下，测量者也可以通过小腿进行制动。

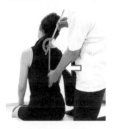

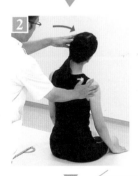

- 确认最大被动活动度。
- 颈部侧屈时，由于躯干侧屈和倾斜可能会出现代偿运动。
- 被测量者注意不要让躯干倾斜。
- 为了不出现"误读"，可设定一个基准，如是否超过了30度或45度，预读大致角度值。

- 将量角器放在已确定的观察角度上。
- 再次使测量侧活动到最大活动度。

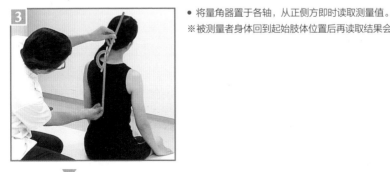

- 将量角器置于各轴，从正侧方即时读取测量值。
※被测量者身体回到起始肢体位置后再读取结果会出现误差。

测量后，回到起始肢体位置。

235

应用演练（辨别代偿运动和制动测量法）

- 在临床测量中，原则上多采用坐位，但在不少情况下无法完全抑制代偿运动。
- 为了实施精度更高的测量，推荐采用仰卧位稳定躯干的方法。
- 从被测量者的正面，在各测量轴的"投影线"上测量。
- 注意被测量者是否有过颈部神经障碍和测量时颈部是否疼痛，防止颈部下落。

测量流程

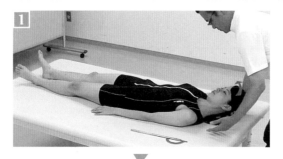

- 确认最大被动活动度。
- 注意颈部不要屈曲。
- 确保躯干没有移动。
- 注意被测量者上肢麻痹感的出现。

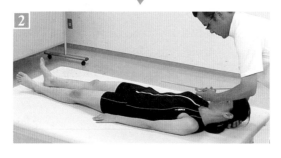

- 再次使测量侧活动到最大活动度。
- 将量角器置于各轴，即时读取测量值。

测量操作及指示

【徒手操作】

- 测量者用手掌支撑被测量者的头部后侧，进行操作。
- 移动轴以头顶与第7颈椎棘突的连线在被测量者正面的投影线为准。
- 基本轴的设定要使被测量者躯干稳定，且基本轴与躯干的中心线平行。

【给被测量者的指示】

- 确认是否出现无力感，是否感到颈部疼痛。
- 确认头部后侧支撑部位是否有压迫痛。

> **笔记**
> 颈部非常脆弱，在测量中要十分小心。

 测量的关键点

- 确保作为基本轴的躯干稳定，通过各测量轴在从身体正面的投影线进行测量。
- 可以通过触诊移动轴的指标（第7颈椎棘突）的位置来检查和确认是否获得了正确的各测量轴的投影线。
- 读取测量值时，可以将被测量者的头部放在检测台上，也可以把头支撑起来。

临床应用演练（假设临床坐位的测量）

- 虽然采用端坐位进行颈部测量的情况较多，但这种情况下躯干的代偿运动的抑制是最大的难题。推荐在椅坐位时采用靠背稳定躯干的方法来解决这一难题。

椅坐位时的测量

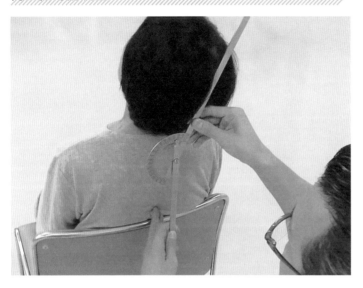

 测量的关键点

- 采用椅坐位进行测量。
- 使被测量者后背紧贴靠背，稳定躯干。
- 基本轴是从第7颈椎棘突到地面的垂直线。
- 注意运动平面，不要让量角器接触被测量者。
- 使运动平面与量角器平面保持一致，即时读取测量值。

■ 量角器的操作

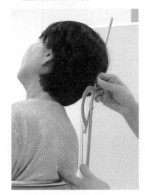

- 运动平面与靠背平面一致。

5 胸腰部屈曲（前屈）

Thoracic and Lumbar Spines Flexion

概述

运动的特征

- 在矢状面上，绕额状－水平轴的关节运动。
- 胸腰部是姿势调整和动作的基础部位，由于脊柱包含多节椎骨，可以实现高自由度的运动。
- 胸腰部屈曲不仅可以调节姿势，在俯身触足中也很重要。
- 腰部是容易出现疼痛的部位，准确把握其功能是很重要的。

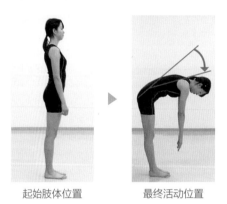

起始肢体位置　　　　最终活动位置

限制因素

胸腰部后侧的软组织

- 竖脊肌［棘肌（①）、最长肌（②）、髂肋肌（③）］。
- 棘间肌（④）、多裂肌（⑤）、横突间肌（⑥）、肋提肌（⑦）。
- 棘间韧带、棘上韧带（⑧）。
- 椎间关节周围组织等。

■ 胸腰部屈曲（前屈）

基本轴	骶骨后面
移动轴	第1胸椎棘突与第5腰椎棘突的连线
活动度参考范围	0~45度

■ 限制因素

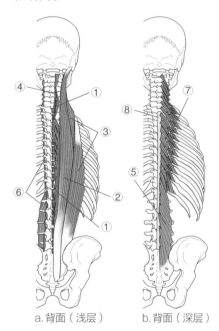

a.背面（浅层）　　b.背面（深层）

应该注意的代偿运动

- 髋关节屈曲。

*图片中的箭头 ➡：测量者的操作；⇨：测量者的制动；⇨：代偿运动

基础演练

测量中的注意点

- 在站立位测量。
- 胸腰部屈曲时，在体侧可以找到各测量轴的投影线。
- 下肢肌肉力量较弱时，要注意有较大可能性会摔倒。

■ 胸腰部屈曲（前屈）

基本轴	骶骨后面
移动轴	第1胸椎棘突与第5腰椎棘突的连线
运动平面	矢状面
活动度参考范围	0~45度

测量流程

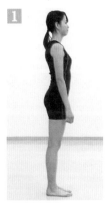

- 起始肢体位置。

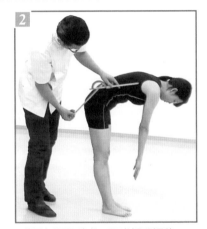

- 将量角器置于各轴，即时读取测量值。

 测量的关键点

- 不要因为衣着而使各测量轴的设定不清晰。
- 注意不要摔倒。
- 可以在体侧找到各测量轴的投影线。

■ 量角器的操作

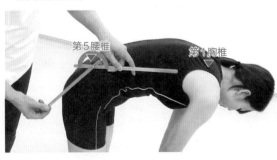

第5腰椎　　第1胸椎

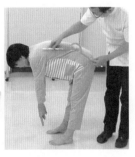

应用演练（辨别代偿运动和制动测量法）

- 在临床测量中，原则上多采用站立位，但在不少情况下在最大活动度进行运动操作比较困难。
- 为了实施精度更高的测量，推荐采用侧卧位稳定躯干的方法。
- 注意被测量者是否有过腰背部神经障碍和测量时腰背部是否疼痛。

测量流程

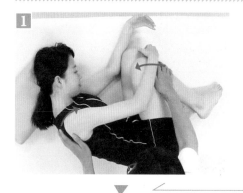

1

- 确认最大被动活动度。

> - 在最大活动度让被测量者抱膝。

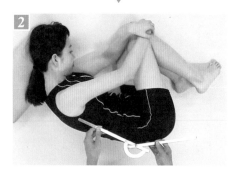

2

- 将量角器置于各轴，即时读取测量值。

测量操作及指示

【徒手操作】

- 确认最大活动度。
- 确认胸腰部屈曲的状态，注意髋关节屈曲导致的错觉。

【给被测量者的指示】

- 胸腰背部完全放松。
- 在胸腰背部处于最大屈曲位时抱膝。
- 注意腰背部疼痛的出现。

 测量的关键点

- 在侧卧位进行测量。
- 被测量者在胸腰背部处于最大屈曲位时抱膝。
- 胸腰部屈曲时，可以在体侧找到各测量轴的投影线。

临床应用演练（使用卷尺的简易测量法）

- 不用量角器进行胸腰部测量的情况下，可采用使用卷尺的简易测量法。

- 在站立位测量。

- 在使用卷尺测量的方法中，需要进行椎间距离的测量和地面-指尖距离的测量。

使用卷尺时的测量

■ 椎间距离的测量（厘米）

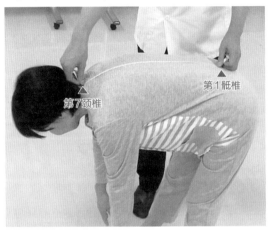

第1骶椎

第7颈椎

 测量的关键点

- 在站立位躯干处于最大前屈位时测量。

- 测量第7颈椎棘突与第1骶椎棘突之间的距离。

- 注意不要摔倒。

■ 地面-指尖距离的测量（厘米）

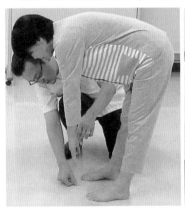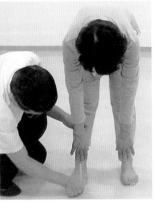

测量的关键点

- 在站立位躯干处于最大前屈位时测量。

- 测量地面与中指指尖的距离。

- 分别测量左右两侧。

- 注意不要摔倒。

6 胸腰部伸展（后伸）

Thoracic and Lumbar Spines Extension

概述 📖

运动的特征

- 在矢状面上，绕额状－水平轴的关节运动。
- 胸腰部是姿势调整和动作的基础部位，由于脊柱包含多节椎骨，可以实现高自由度的运动。
- 腰部是容易出现疼痛的部位，准确把握其功能是很重要的。

■ 胸腰部伸展（后伸）

基本轴	骶骨后面
移动轴	第1胸椎棘突与第5腰椎棘突的连线
活动度参考范围	0~30度

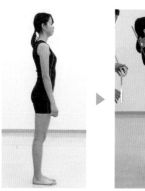

起始肢体位置

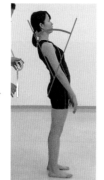

最终活动位置

■ 限制因素

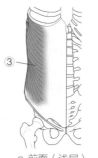

a.前面（浅层）

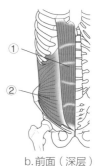

b.前面（深层）

限制因素

胸腰部前侧的软组织

- 腹直肌（①）。
- 腹内斜肌（②）、腹外斜肌（③）。
- 肋间内肌（④）、肋间外肌（⑤）。
- 前纵韧带（⑥）。
- 椎间关节周围组织等。

应该注意的代偿运动

- 髋关节的伸展。

c.前面（深层）

*图片中的箭头 ➡：测量者的操作； ⇨：测量者的制动； ⇨：代偿运动

基础演练

测量中的注意点

- 在站立位测量。
- 胸腰部伸展时，在体侧可以找到各测量轴的投影线。
- 下肢肌肉力量较弱时，要注意有较大可能性会摔倒。

■ 胸腰部伸展（后伸）

基本轴	骶骨后面
移动轴	第1胸椎棘突与第5腰椎棘突的连线
运动平面	矢状面
活动度参考范围	0~30度

测量流程

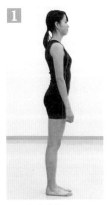

- 起始肢体位置。

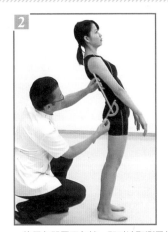

- 将量角器置于各轴，即时读取测量值。

 测量的关键点

- 不要因为衣着而使各测量轴的设定不清晰。
- 可以在体侧找到各测量轴的投影线。
- 注意不要摔倒。
- 确认被测量者腰部疼痛的有无。

■ 量角器的操作

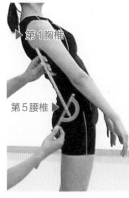

第1胸椎

第5腰椎

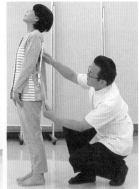

243

应用演练（辨别代偿运动和制动测量法）

- 在临床测量中，原则上多采用站立位，但在不少情况下在最大活动度进行运动操作比较困难。
- 为了实施精度更高的测量，推荐采用俯卧位稳定躯干的方法。
- 注意被测量者是否有过腰骶部神经障碍和测量时腰背部是否疼痛。

测量流程

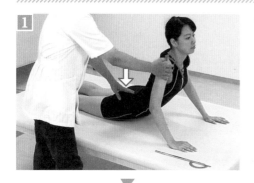

- 确认最大被动活动度。

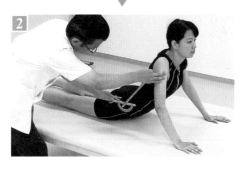

- 在最大活动度让被测量者用上肢支撑躯干。
- 将量角器置于各轴，即时读取测量值。

测量操作及指示

【徒手操作】

- 确认最大活动度。
- 注意胸腰部伸展伴随的骨盆前侧上抬。
- 肘关节完全伸展，骨盆倾斜时确认基本轴，进行测量。
- ※如果肘关节稍微屈曲，高龄被测量者上肢可能无法支撑住躯干。

【给被测量者的指示】

- 胸腰背部完全放松。
- 为了使胸腰部达到最大伸展位，采用肘关节伸展姿势来支撑躯干。
- 注意腰背部疼痛的出现。

 测量的关键点

- 在俯卧位测量。
- 被测量者肘关节伸展，躯干下沉，抬头起身，进行胸腰部的伸展操作。
- 注意骨盆的倾斜。
- 胸椎伸展时，可以在体侧找到各测量轴的投影线。

笔记

被测量者不能是曾经有过腰骶部神经障碍的人。

7 胸腰部旋转

概述 📖

运动的特征

- 在水平面上，绕垂直轴的关节运动。
- 胸腰部是姿势调整和动作的基础部位，由于脊柱包含多节椎骨，可以实现高自由度的运动。
- 胸腰部旋转在确认侧方与后方的情况时很重要。
- 腰部是容易出现疼痛的部位，准确把握其功能是很重要的。

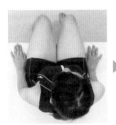

起始肢体位置

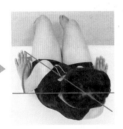

最终活动位置

限制因素

胸腰部周围的软组织

- 竖脊肌：主要为外侧的髂肋肌（①）、最长肌（②）。
- 横突间肌（③）、多裂肌（参照第238页）。
- 肋间内肌、肋间外肌（参照第242页）。
- 腹内斜肌、腹外斜肌（参照第242页）。
- 肋横突韧带群［肋横突外侧韧带（④）、肋横突韧带（⑤）、肋横突上韧带（⑥）］。
- 横突间韧带。
- 棘间韧带、棘上韧带（⑦）。
- 椎间关节周围组织等。

■ 胸腰部旋转

基本轴	两侧髂后上棘的连线
移动轴	两侧肩峰的连线
活动度参考范围	0~40度

■ 限制因素

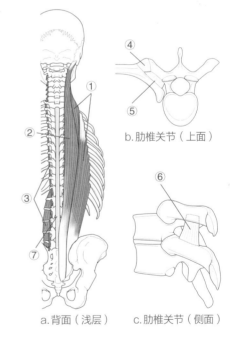

a.背面（浅层）　　c.肋椎关节（侧面）

b.肋椎关节（上面）

应该注意的代偿运动

- 骨盆向同侧旋转。

*图片中的箭头 ➡：测量者的操作；⇨：测量者的制动；⇨：代偿运动

基础演练

测量中的注意点

- 注意代偿运动，即骨盆向运动方向旋转（在座位上滑动）。
- 测量时要注意确认被测量者是否有过腰骶部神经障碍。

■ 胸腰部旋转

基本轴	两侧髂后上棘的连线
移动轴	两侧肩峰的连线
运动平面	水平面
活动度参考范围	0~40度

测量流程

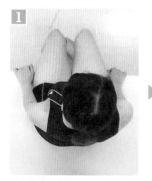

- 起始肢体位置。

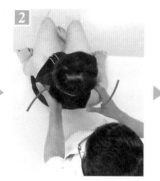

- 确认最大被动活动度。

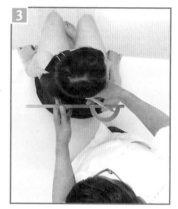

- 将量角器置于各轴，即时读取测量值。

测量操作与指示

【徒手操作】

- 确认最大被动活动度。
- 注意胸腰部旋转伴随的骨盆旋转。

【给被测量者的指示】

- 胸腰背部完全放松。
- 注意坐骨结节处不要移动。
- 注意腰背部疼痛的出现。

测量的关键点

- 在端坐位时测量。
- 注意胸腰部旋转伴随的骨盆旋转。
- 注意坐骨结节处不要移动。
- 通过触摸髂后上棘来确认基本轴。
- 为了准确找到移动轴，颈部也可以轻度屈曲。

应用演练（辨别代偿运动和制动测量法）

- 在临床测量中，原则上多采用坐位，但在不少情况下在最大活动度进行运动操作比较困难。
- 为了实施精度更高的测量，推荐采用仰卧位稳定躯干和骨盆的方法。
- 注意被测量者是否有过腰背部神经障碍和测量时腰背部是否疼痛。

测量流程

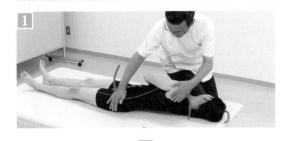

- 确认最大被动活动度。

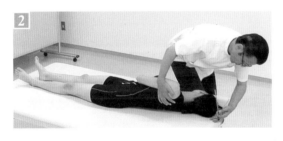

- 将量角器置于各轴，即时读取测量值。
- 测量者在被测量者的头顶进行量角器的操作，探头读取测量值。

测量操作及指示

【徒手操作】
- 确认最大活动度。
- 注意胸腰部旋转伴随的骨盆后侧上抬的代偿运动。

【给被测量者的指示】
- 胸腰背部完全放松。
- 注意骨盆后侧不要上抬。
- 注意腰背部疼痛的出现。

 测量的关键点

- 在仰卧位时测量。
- 测量者在进行胸腰部旋转操作的同时，在被测量者的头顶进行量角器的操作。
- 注意胸腰部旋转伴随的骨盆后侧上抬的代偿运动。

> **笔记**
>
> 被测量者不能是有过腰骶部神经障碍的人。

临床应用演练（假设临床坐位的测量）

- 虽然采用端坐位进行胸腰部测量的情况较多，但这种情况下躯干的代偿运动的抑制是最大的难题。
- 推荐在椅坐位时采用靠背稳定躯干的方法。

椅坐位时的测量

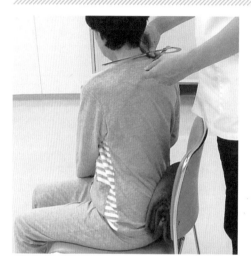

 测量的关键点

- 不完全倚靠的椅坐位姿势，使用空隙辅助材料确保胸腰部的旋转空间。
- 空隙辅助材料紧贴骨盆后侧，以稳定骨盆。
- 在骨盆稳定的情况下，可以将基本轴设为与靠背平行的线。
- 量角器平面与运动平面一致，即时读取测量值。

■ 利用空隙辅助材料　　■ 量角器的操作

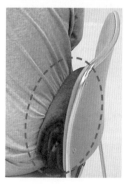 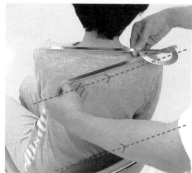

8 胸腰部侧屈

Thoracic and Lumbar Spines Lateral Bending

概述

运动的特征

- 在额状面上，绕矢状－水平轴的关节运动。
- 胸腰部是姿势调整和动作的基础部位，由于脊柱包含多节椎骨，可以实现高自由度的运动。
- 腰部是容易出现疼痛的部位，准确把握其功能是很重要的。

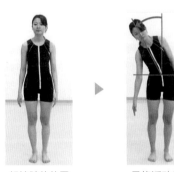

起始肢体位置　　　　　最终活动位置

限制因素

胸腰部侧面的软组织

- 竖脊肌：单侧棘肌（①）、最长肌（②）、髂肋肌（③）。
- 横突间肌（④）、多裂肌（参照第238页）。
- 肋间内肌、肋间外肌（参照第242页）。
- 腹内斜肌、腹外斜肌（参照第242页）。
- 肋提肌（参照第238页）。
- 横突间韧带。
- 肋横突韧带群（参照第245页）。
- 椎间关节周围组织等。

■ 胸腰部侧屈

基本轴	两侧髂嵴连线中点的垂直线
移动轴	第1胸椎棘突与第5腰椎棘突的连线
活动度参考范围	0~50度

■ 限制因素

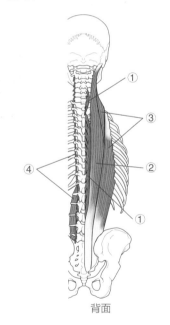

背面

应该注意的代偿运动

- 骨盆横向倾斜。

*图片中的箭头 ➡ : 测量者的操作；⇨ : 测量者的制动；⇨ : 代偿运动

基础演练①（站立位）

测量中的注意点

- 在站立位测量。
- 可以在身体背侧找到各测量轴。
- 下肢肌肉力量较弱时，要注意有较大可能性会摔倒。

■ 胸腰部侧屈

基本轴	两侧髂嵴连线中点的垂直线
移动轴	第1胸椎棘突与第5腰椎棘突的连线
运动平面	额状面
活动度参考范围	0~50度

测量流程

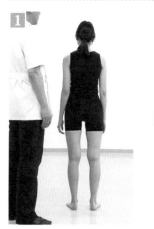

- 起始肢体位置。

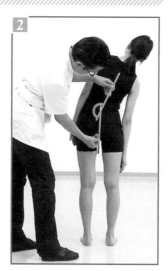

- 将量角器置于各轴，即时读取测量值。

 测量的关键点

- 运动轴不是躯干的中心线，各测量轴的确认通过触摸骨骼来进行。
- 不要因为衣着而使各测量轴的设定不清晰。
- 注意不要摔倒。

■ 量角器的操作

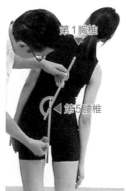

第1胸椎

第5腰椎

■ 在身体后侧的操作

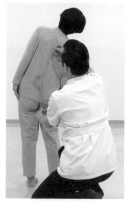

250

基础演练②（端坐位）

测量中的注意点

- 在端坐位时测量。
- 注意代偿运动，即躯干横向倾斜度增大所伴随的骨盆倾斜。

■ 胸腰部侧屈

基本轴	两侧髂嵴连线中点的垂直线
移动轴	第1胸椎棘突与第5腰椎棘突的连线
运动平面	额状面
活动度参考范围	0~50度

测量流程

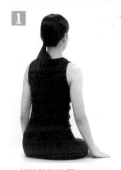

- 起始肢体位置。

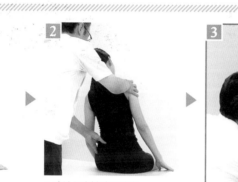

- 确认最大被动活动度。

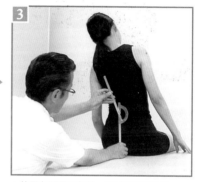

- 将量角器置于各轴，即时读取测量值。

测量操作与指示

【徒手操作】

- 确认最大被动活动度。
- 注意胸腰部侧屈伴随的骨盆倾斜的代偿运动。

※骨盆出现倾斜时，坐骨结节处将上抬。

【给被测量者的指示】

- 胸腰背部完全放松。
- 注意坐骨结节处不要上抬。
- 注意腰背部疼痛的出现。

 测量的关键点

- 在端坐位时测量。
- 注意胸腰部侧屈伴随的骨盆倾斜的代偿运动。
- 注意坐骨结节处不要上抬。
- 在骨盆稳定的状态下，可以将基本轴设为与地面（检测台）垂直的线。

应用演练（辨别代偿运动和制动测量法）

- 在临床测量中，原则上多采用站立位或者坐位，但在不少情况下在最大活动度进行运动操作比较困难。
- 为了实施精度更高的测量，推荐采用仰卧位稳定躯干和骨盆的方法。
- 注意被测量者是否有过腰背部神经障碍和测量时腰背部是否疼痛。

测量流程

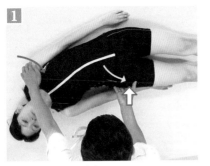

- 确认最大被动活动度。

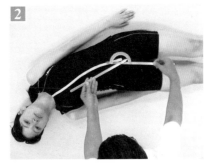

- 再次使测量侧活动到最大活动度。
- 将量角器置于各轴，即时读取测量值。

测量操作及指示

【徒手操作】

- 注意胸腰部侧屈伴随的骨盆倾斜的代偿运动。

※骨盆出现倾斜时，测量侧的骨盆下沉。

- 抑制骨盆下沉的代偿运动，明确最大活动度。

【给被测量者的指示】

- 胸腰背部完全放松。
- 注意测量侧的骨盆不要下沉。
- 移动轴为第1胸椎棘突与第5腰椎棘突的连线在被测量者正面的投影线。
- 稳定骨盆，基本轴为两侧髂嵴连线中点的垂直线。
- 注意腰背部疼痛的出现。

 测量的关键点

- 在仰卧位时测量。
- 注意胸腰部侧屈伴随的骨盆下沉代偿运动。
- 确认骨盆左右两侧的位置，正确设定基本轴。
- 骨盆要稳定，各测量轴为被测量者正面的投影线。

临床应用演练（使用卷尺的简易测量法）

- 不用量角器进行胸腰部测量的情况下，可采用使用卷尺的简易测量法。
- 在站立位测量。
- 在使用卷尺测量的方法中，需要进行地面–指尖距离的测量。

使用卷尺时的测量

■ 地面–指尖距离的测量（厘米）

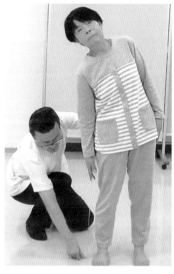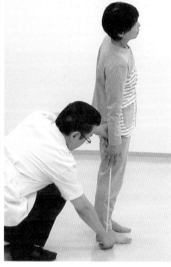

 测量的关键点

- 在站立位躯干处于最大侧屈位时测量。
- 测量地面与中指指尖的最短距离。
- 分别测量左右两侧。
- 注意不要摔倒（测量者视线不要离开被测量者）。

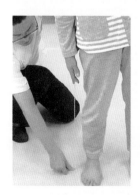

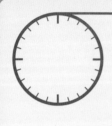

附录

关节活动度的表示及测量方法

（日本整形外科学会、日本康复训练医学会，1995.）

＜上肢测量＞

部位名	运动方向	参考活动度（度）	基本轴	移动轴	测量肢体位置及注意点	参考图
肩胛骨 shoulder girdle	前伸 flexion	20	两侧肩峰的连线	头顶与肩峰的连线		
	后缩 extension	20				
	上抬 elevation	20	两侧肩峰的连线	肩峰与胸骨上端的连线	• 从正面测量	
	下压（下沉） depression	10				
肩 shoulder （包含肩胛骨的运动）	前屈（向前上举） forward flexion	180	穿过肩峰，与地面垂直的线（站立位或坐位）	肱骨	• 前臂处于中立位 • 躯干固定不要动 • 注意脊柱不要前、后屈	
	后伸（向后上举） backward extension	50				
	外展（侧向上举） abduction	180	穿过肩峰，与地面垂直的线（站立位或坐位）	肱骨	• 为了防止躯干侧屈，原则上如果外展角度超过90度，则前臂旋后 →其他方法参照第261页	
	内收 adduction	0				
	外旋 external rotation	60	穿过肘关节，与额状面垂直的线	尺骨	• 上臂与躯干接触，肘关节屈曲90度 • 前臂处于中立位 →其他方法参照第261页	
	内旋 internal rotation	80				
	水平屈曲 horizontal flexion（horizontal adduction）	135	穿过肩峰，与矢状面垂直的线	肱骨	• 肩关节外展90度	
	水平伸展 horizontal extension（horizontal abduction）	30				
肘 elbow	屈曲 flexion	145	肱骨	桡骨	• 前臂旋后	
	伸展 extension	5				

部位名	运动方向	参考活动度（度）	基本轴	移动轴	测量肢体位置及注意点	参考图
前臂 forearm	旋前 pronation	90	肱骨	手指伸展的手掌面	为了防止肩关节旋转，肘关节屈曲90度	
	旋后 supination	90				
腕关节 wrist	屈曲（掌屈） flexion（palmar flexion）	90	桡骨	第2掌骨	• 前臂处于中立位	
	伸展（背屈） extension（dorsiflexion）	70				
	桡偏 radial deviation	25	前臂中心线	第3掌骨	• 前臂旋前	
	尺偏 ulnar deviation	55				

<手部测量>

部位名	运动方向	参考活动度（度）	基本轴	移动轴	测量肢体位置及注意点	参考图
拇指 thumb	桡侧外展 radial abduction	60	食指（桡骨延长线）	拇指	• 在手掌面运动 • 原则上量角器要放在拇指背侧	
	尺侧内收 ulnar adduction	0				
	掌侧外展 palmar abduction	90			• 在与手掌面垂直的平面运动	
	掌侧内收 palmar adduction	0				
	屈曲（MCP关节） flexion	60	第1掌骨	第1近节指骨		
	伸展（MCP关节） extension	10				
	屈曲（IP关节） flexion	80	第1近节指骨	第1远节指骨		
	伸展（IP关节） extension	10				

部位名	运动方向	参考活动度（度）	基本轴	移动轴	测量肢体位置及注意点	参考图
手指 fingers	屈曲（MCP关节）flexion	90	第2~5掌骨	第2~5近节指骨	→其他方法参照第261页	
	伸展（MCP关节）extension	45				
	屈曲（PIP关节）flexion	100	第2~5近节指骨	第2~5中节指骨		
	伸展（PIP关节）extension	0				
	屈曲（DIP关节）flexion	80	第2~5中节指骨	第2~5远节指骨	• DIP可以过度伸展10度	
	伸展（DIP关节）extension	0				
	外展 abduction		第3掌骨延长线	第2、4、5指轴	• 中指的运动为桡侧外展、尺侧外展 →其他方法参照第261页	
	内收 adduction					

<下肢测量>

部位名	运动方向	参考活动度（度）	基本轴	移动轴	测量肢体位置及注意点	参考图
髋 hip	屈曲 flexion	125	躯干的平行线	股骨（大转子与股骨外侧髁中心的连线）	• 固定骨盆与躯干 • 在仰卧位、膝关节屈曲时进行髋关节屈曲 • 在俯卧位、膝关节伸展时进行髋关节伸展	
	伸展 extension	15				
	外展 abduction	45	两侧髂前上棘连线的垂直线	大腿中心线（从髂前上棘到髌骨中心的连线）	• 在仰卧位时固定骨盆 • 下肢不要外旋 • 对侧下肢屈曲上举，然后在对侧下肢下方内收	
	内收 adduction	20				
	外旋 external rotation	45	髌骨向下的垂直线	小腿中心线（从髌骨中心到踝关节内外踝中心的连线）	• 在仰卧位时，髋关节和膝关节屈曲至90度 • 减少骨盆的代偿运动	
	内旋 internal rotation	45				
膝 knee	屈曲 flexion	130	股骨	腓骨（腓骨头与外踝的连线）	• 在髋关节屈曲位进行膝关节屈曲	
	伸展 extension	0				

部位名	运动方向	参考活动度（度）	基本轴	移动轴	测量肢体位置及注意点	参考图
脚踝 ankle	跖屈 plantar flexion	45	腓骨的垂直线	第5跖骨	• 在膝关节屈曲时进行	背屈 0度 跖屈
	背屈 dorsiflexion	20				
足 foot	外翻 eversion	20	小腿轴的垂直线	足底	• 在膝关节屈曲时进行	外翻 内翻 0度
	内翻 inversion	30				
	外展 abduction	10	第1、第2跖骨之间的中心线	第1、第2跖骨之间的中心线	• 在足底内侧边缘或外侧边缘进行	外展 内收 0度
	内收 adduction	20				
姆趾 great toe	屈曲（MTP关节）flexion	35	第1跖骨	第1近节趾骨		伸展 0度 屈曲
	伸展（MTP关节）extension	60				
	屈曲（IP）flexion	60	第1近节趾骨	第1远节趾骨		伸展 0度 屈曲
	伸展（IP）extension	0				
足趾 toes	屈曲（MTP关节）flexion	35	第2~5跖骨	第2~5近节趾骨		伸展 0度 屈曲
	伸展（MTP关节）extension	40				
	屈曲（PIP关节）flexion	35	第2~5近节趾骨	第2~5中节趾骨		伸展 0度 屈曲
	伸展（PIP关节）extension	0				
	屈曲（DIP关节）flexion	50	第2~5中节趾骨	第2~5远节趾骨		伸展 0度 屈曲
	伸展（DIP关节）extension	0				

附录

<颈部与躯干测量>

部位名	运动方向		参考活动度（度）	基本轴	移动轴	测量肢体位置及注意点	参考图
颈部 cervical spines	屈曲（前屈）flexion		60	穿过肩峰，与地面垂直的线	外耳道与头顶的连线	• 在头部的侧面进行 • 原则上采用椅坐位	
	伸展（后伸）extension		50				
	旋转 rotation	向左旋转	60	两侧肩峰连线的垂直线	鼻梁与枕后结节的连线	• 原则上采用椅坐位	
		向右旋转	60				
	侧屈 lateral bending	向左旋转	50	第7颈椎棘突与第1骶椎棘突的连线	头顶与第7颈椎棘突的连线	• 在躯干背面进行 • 采用椅坐位	
		向右旋转	50				
胸腰部 thoracic and lumbar spines	屈曲（前屈）flexion		45	骶骨后面	第1胸椎棘突与第5腰椎棘突的连线	• 从躯干侧面进行 • 在站立位、椅坐位或侧卧位时进行 • 髋关节不要运动 →其他方法参照第261页	
	伸展（后伸）extension		30				
	旋转 rotation	向左旋转	40	两侧髂后上棘的连线	两侧肩峰的连线	• 在坐位时固定骨盆	
		向右旋转	40				
	侧屈 lateral bending	向左侧屈	50	两侧髂嵴连线中点的垂直线	第1胸椎棘突与第5腰椎棘突的连线	• 在躯干背面进行 • 采用椅坐位或者站立位	
		向右侧屈	50				

<其他方法>

部位名	运动方向	参考活动度（度）	基本轴	移动轴	测量肢体位置及注意点	参考图
肩 shoulder（包含肩胛骨的运动）	外旋 external rotation	90	穿过肘关节，与额状面垂直的线	尺骨	• 前臂处于中立位 • 肩关节外展90度且肘关节屈曲90度	
	内旋 internal rotation	70				
	内收 adduction	75	穿过肩峰，与地面垂直的线	肱骨	• 肩关节前屈20度或45度	
拇指 thumb	对掌 opposition				• 用拇指指尖到小指根部（或前端）的距离（厘米）表示	
手指 fingers	外展 abduction		第3掌骨延长线	第2、4、5指轴	• 用中指指尖到第2、4、5指指尖的距离（厘米）表示	
	内收 adduction					
	屈曲 flexion				• 用指尖与近端手掌褶痕（proximal palmar crease）或远端手掌褶痕（distal palmar crease）的距离（厘米）表示	
胸腰部 thoracic and lumbar spines	屈曲 flexion				• 最大屈曲幅度用指尖与地面的距离（厘米）表示	

<颞下颌关节测量>

颞下颌关节 temporomandibular joint	• 开颌运动幅度用张嘴时上颚中心线到上齿和下齿前端的距离（厘米）表示 • 左右偏位（lateral deviation）用以上颚中心线为轴的下齿左右移动的距离（厘米）表示 • 参考值为上下第1门牙对侧边缘间距离5.0厘米，左右偏位1.0厘米

关节活动度（ROM）测量结果记录表

上肢关节活动度

患者姓名： 男/女（ 岁） 患病名称：( ) 障碍侧：右/左

左	/	/	关节名	测量日	活动度	/	/	右
				测量者				
评估	被动（主动）	被动（主动）	关节名（部位名）	运动方向	活动度参考范围	被动（主动）	被动（主动）	评估
			肩胛骨 shoulder girdle	前伸 flexion	0~20度			
				后缩 extension	0~20度			
				上抬 elevation	0~20度			
				下压 depression	0~10度			
			肩关节 shoulder	前屈 forward flexion	0~180度			
				后伸 backward extension	0~50度			
				外展 abduction	0~180度			
				内收 adduction	0度			
其他方法□				外旋 external rotation	0~60度			其他方法□
其他方法□				内旋 internal rotation	0~80度			其他方法□
				水平屈曲 horizontal flexion	0~135度			
				水平伸展 horizontal extension	0~30度			
			肘关节 elbow	屈曲 flexion	0~145度			
				伸展 extension	0~5度			
			前臂 forearm	旋前 pronation	0~90度			
				旋后 supination	0~90度			
			腕关节 wrist	掌屈 palmar flexion	0~90度			
				背屈 dorsiflexion	0~70度			
				桡偏 radial deviation	0~25度			
				尺偏 ulnar deviation	0~55度			
			拇指 thumb	桡侧外展 radial adduction	0~60度			
				尺侧内收 ulnar adduction	0度			
				掌侧外展 palmar abduction	0~90度			
				掌侧内收 palmar adduction	0度			
				MCP关节屈曲 flexion	0~60度			
				MCP关节伸展 extension	0~10度			
				IP关节屈曲 flexion	0~80度			
				IP关节伸展 extension	0~10度			
			食指 index finger	MCP关节屈曲 flexion	0~90度			
				MCP关节伸展 extension	0~45度			
				PIP关节屈曲 flexion	0~100度			
				PIP关节伸展 extension	0度			
				DIP关节屈曲 flexion	0~80度			
				DIP关节伸展 extension	0度			
				外展 abduction	—			
				内收 adduction	—			
			中指 middle finger	MCP关节屈曲 flexion	0~90度			
				MCP关节伸展 extension	0~45度			
				PIP关节屈曲 flexion	0~100度			
				PIP关节伸展 extension	0度			
				DIP关节屈曲 flexion	0~80度			
				DIP关节伸展 extension	0度			
				外展 abduction	—			
				内收 adduction	—			
			无名指 ring finger	MCP关节屈曲 flexion	0~90度			
				MCP关节伸展 extension	0~45度			
				PIP关节屈曲 flexion	0~100度			
				PIP关节伸展 extension	0度			
				DIP关节屈曲 flexion	0~80度			
				DIP关节伸展 extension	0度			
				外展 abduction	—			
				内收 adduction	—			
			小指 little finger	MCP关节屈曲 flexion	0~90度			
				MCP关节伸展 extension	0~45度			
				PIP关节屈曲 flexion	0~100度			
				PIP关节伸展 extension	0度			
				DIP关节屈曲 flexion	0~80度			
				DIP关节伸展 extension	0度			
				外展 abduction	—			
				内收 adduction	—			

下肢关节活动度

患者姓名：_____ 男/女（ 岁） 患病名称:（ ） 障碍侧：右/左

左	/	/	关节名 （部位名）	测量日	活动度 参考范围	/	/	右
				测量者				
评估	被动 （主动）	被动 （主动）	关节名 （部位名）	运动方向	活动度 参考范围	被动 （主动）	被动 （主动）	评估
			髋关节 hip	屈曲 flexion	0~125度			
				伸展 extension	0~15度			
				外展 abduction	0~45度			
				内收 adduction	0~20度			
				外旋 external rotation	0~45度			
				内旋 internal rotation	0~45度			
			膝关节 knee	屈曲 flexion	0~130度			
				伸展 extension	0度			
			踝关节 ankle	跖屈 plantar flexion	0~45度			
				背屈 dorsiflexion	0~20度			
			足 foot	外翻 eversion	0~20度			
				内翻 inversion	0~30度			
				外展 abduction	0~10度			
				内收 adduction	0~20度			
			第1趾 （踇趾） first toe	MTP关节屈曲 flexion	0~35度			
				MTP关节伸展 extension	0~60度			
				IP关节屈曲 flexion	0~60度			
				IP关节伸展 extension	0度			
			第2趾 second toe	MTP关节屈曲 flexion	0~35度			
				MTP关节伸展 extension	0~40度			
				PIP关节屈曲 flexion	0~35度			
				PIP关节伸展 extension	0度			
				DIP关节屈曲 flexion	0~50度			
				DIP关节伸展 extension	0度			
			第3趾 third toe	MTP关节屈曲 flexion	0~35度			
				MTP关节伸展 extension	0~40度			
				PIP关节屈曲 flexion	0~35度			
				PIP关节伸展 extension	0度			
				DIP关节屈曲 flexion	0~50度			
				DIP关节伸展 extension	0度			
			第4趾 fourth toe	MTP关节屈曲 flexion	0~35度			
				MTP关节伸展 extension	0~40度			
				PIP关节屈曲 flexion	0~35度			
				PIP关节伸展 extension	0度			
				DIP关节屈曲 flexion	0~50度			
				DIP关节伸展 extension	0度			
			第5趾 fifth toe	MTP关节屈曲 flexion	0~35度			
				MTP关节伸展 extension	0~40度			
				PIP关节屈曲 flexion	0~35度			
				PIP关节伸展 extension	0度			
				DIP关节屈曲 flexion	0~50度			
				DIP关节伸展 extension	0度			

颈部与躯干关节活动度

患者姓名：_____ 男/女（　岁）　　患病名称：(　　　　　　　　) 障碍侧：右/左

左	/	/		测量日			/	/	右
				测量者					
评估	被动 （主动）	被动 （主动）	关节名 （部位名）	运动方向	活动度 参考范围	被动 （主动）	被动 （主动）	评估
			颈部 cervical spines	屈曲（前屈）flexion	0~60度			
				伸展（后伸）extension	0~50度			
				旋转 rotation	0~60度			
				侧屈 lateral bending	0~50度			
			胸腰部 thoracic and lumbar spines	屈曲（前屈）flexion	0~45度			
				伸展（后伸）extension	0~30度			
				旋转 rotation	0~40度			
				侧屈 lateral bending	0~50度			

指屈肌腱功能评估表

病历号	姓名		男/女	年龄 岁	习惯	右/左	患侧	右/左/两侧
诊断名								
检测者名	（医师/OT/PT）	检查日		年 月 日	初诊日			年 月 日
		受伤日		年 月 日	手术日			年 月 日

		IP/AM（ROM）	MP/AM（ROM）	TAM	%TAM	IP欠伸
拇指	患侧					
	对侧					

		DIP/AM（ROM）	PIP/AM（ROM）	MP/AM（ROM）	TAM	%TAM	欠伸（PIP/DIP）
食指	患侧						
	对侧						
中指	患侧						
	对侧						
无名指	患侧						
	对侧						
小指	患侧						
	对侧						

最终改善程度

优秀	90%以上
良好	75%以上
一般	50%以上
差	50%以上

（术后 年 第 月）

（引自日本手外科学会：手の機能評価表，第4版，2006.）

■ 手指屈肌腱受损

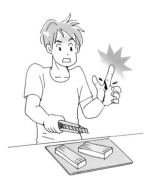

[引自齋藤慶一郎：改訂第2版 作業療法学ゴールド・マスター・テキスト 身体障害作業療法学（長寿重信 監），p.174，メジカルビュー社，2015.]